医療法人東陽会理事長
東 謙二 著

続 “虎”の病院経営日記

コバンザメ医療経営を超えて

日経メディカル開発

はじめに

2017年に前著『〝虎〟の病院経営日記』を出してから5年が経った。たった5年ではあるが、世の中も医療界も新型コロナウイルス感染症で大きく変わった。そして私自身にも大きく変わらざるを得ない出来事があった。

がんになったことである。がんになり手術をして、手術後は治療法のない進行がんだと知り狼狽した。その見苦しい狼狽ぶりと経緯を「医者のくせに」と笑われてもいいし、「がんになった中年はこうなるのか」と参考にされてもいいと考え綴ってみた。人生にはいくつもの転換期があるが、今回の私の転換期は今までとは全く違うものであった。簡単に言えば「死を覚悟した」のである。

私も今までの人生で「彼女にふられて死ぬほどつらい」とか「次の彼女には死ぬ気で頑張る」とか口にしてきた。そう言えるのは振り返ってみれば「死なない」とわかっていたからである。もちろん人間いつかは死ぬ。いつかがわからないからこそ希望、理想、楽しみを持てる。死ぬ時期がわかると絶望、恐怖、苦悩となる。だから自殺も考える。そんなことも正直考えなかったわけじゃない。でもバカ言っちゃいけない。死んだら「無」になるだけ。こんな境地に至ったからこそ「死ぬ気で生きなきゃ」と今は思っている。

また、前著で「中小病院が生き残るための15箇条」というものを書いて、本書では続編として「私が生き残るための15箇条」を書こうと思ったが、腰抜け虎の話など誰も読みたくないだろうから、転換期を迎えた今だからこそ考える「生き残るため」の残り5箇条を追加した。今まで日経メディカルＯｎｌｉｎｅの連載では封印していた話も随所にちりばめたので、ご一読いただければ幸いである。

前書同様、本書の編集に尽力していただいた元日経メディカル編集長で医療ジャーナリストの千田敏之氏、現在の連載を担当していただいている日経バイオテク副編集長の久保田文氏に深く感謝申しあげます。

２０２３年2月

医療法人東陽会理事長

東　謙二

Part 2

Part 3 〝虎〟の闘病日記

Part 1

中小病院が生き残るための 20 箇条

1 病院の「周り」をよく見る
2 敵対より連携
3 コバンザメ医療経営のススメ
4 中小病院の生きる道
5 病院経営はいいかげんに
6 ２代目は本当にだめか
7 ブランドと持分
8 同族経営と事業承継について考える
9 理事長はつらいよ
10 右腕について
11 医師をどう集める、どう働いてもらう
12 職員の採用と教育、私の考え方
13 医師仲間との付き合い
14 酒の飲み方 医師以外のネットワークの作り方
15 子どもを医者にするのは是か非か

16 持分放棄の決断の前に
17 子どもに病院を継がせるということ
18 理事長の仕事と院長の仕事
19 公的な役職について
20 医師は世間知らず、開業で騙されないために

1～15 は『“虎” の病院経営日記』（2017 年 日経メディカル開発刊）掲載の「中小病院が生き残るための 15 箇条」の抜粋です。16～20 を本書のために書き下ろし、20 箇条としました。1～15 の全文は『“虎” の病院経営日記』をお読み下さい。

1～15は『〝虎〟の病院経営日記』（2017年 日経メディカル開発刊）掲載の「中小病院が生き残るための15箇条」の抜粋です。16～20を本書のために書き下ろし、20箇条としました。1～15の全文は『〝虎〟の病院経営日記』をお読みください。

1 病院の「周り」をよく見る

私が病院を経営する上で心がけていることの一つが、病院の「周り」をよく見るということだ。「周り」とは簡単に言えば、病院の立地や、周辺の医療機関と言い換えてもいいだろう。2次医療圏の人口構成や患者動向、さらには病院近辺の人口構成、周辺の医療機関などをきちんと把握するのはもちろんだが、「よく見る」というのはそれだけではない。（中略）「周り」をよく見るとは、このように、時間をかけて地域の他の医療機関との関係性を構築することでもある。だからこそ新規開業や、新しい診療科の開設など、大事な決断をする場合は他人任せにせずに、まず周辺の医療機関の医師たちと飲んで話し合ってみる。これが肝である。

2 敵対より連携

東病院に戻ってからは、腹腔鏡手術を積極的に取り入れることはしなかった。一つの理由は、腹腔鏡手術は導入する機器がかなり高額だからだ。その上、腹腔鏡分野の機器は今後もどんどん進歩していく。進歩に合わせてその都度、新しいものに買い替えていたのでは、民間病院では到底ペイしない。（中略）そこで腹腔鏡手術の適応患者は近くの基幹病院に紹介することにした。結果、自然と東病院での手術件数も減っていった。逆に、患者を紹介する縁で、済生会熊本病院や熊本中央病院との病病連携は深まっていった。連携の必要性を強く意識するようになったもう一つのきっかけは、近所の住民や開業医仲間たちの声だった。地域の住民から、「救急をやめないでくれ」といった声が届くようになったのだ。

3 コバンザメ医療経営のススメ

東病院は、ある時期から基幹病院との患者争奪戦から足を洗い、基幹病院に寄り添う〝コバンザメ〟経営で、なんとかしのいできた。ただ、コバンザメになることで、基幹病院にもそれなりのメリット（軽症患者受け入れ、在院日数短縮に貢献など）を提供できていると自負している。これからはコバンザメに徹するとともに、コバンザメ同士の有機的な連携も真剣に考える時代になってくる。ちなみにコバンザメは名前に「サメ」が付いているが鮫ではないそうだ。

4 中小病院の生きる道

私は大病院の経営もうらやましいとは思うが、不安定要素の多い中小病院の経営だからこそ意外と面白いと考えている。（中略）大きな病院は、大きな戦艦と同様、施策の変更の振れ幅が大きい場合、すぐには進路変更できない。これに対し、中小病院は組織が小さい分、幹部職員で意思統一を図りやすく、病院の進路を一気に変えることも可能だ。中小病院経営の面白さはそういった点にもある。しかし、その変化をいち早く感じ取り、病院の方向性を決めていかなければいけない。その舵取りをする院長がいつも飲んだくれていては、職員たちの感受性がいくら向上しても、元も子もないのだが……。

5 病院経営はいいかげんに

残念ながら医師は〝商人〟ではない。むしろ商人にはなるべきではない。医師は医師らしく下手な経営をやっていけばいいいと思っている。自分の能力の範囲でできることをできるだけすればいい。ただ、守るべきことがある。前にも書いたが「全ての責任は理事長である自分が持つ」ということである。経営問題しかり、医療事故など対外的になんらかの問題が起こったときも、責任は理事長にあるという自覚を持ち、それを職員にも伝えておくことだ。どんな小さなミスであっても、「最後の責任は俺が取る」という経営者であって初めて、職員は付いてきてくれるし、経営者の指示や意図を理解しようとしてくれる。

6 2代目は本当にだめか

私は親父が創業した病院を継いだ、いわゆる2代目院長である。友人にも2代目院長は多く、彼らと話したり、自分の経営を振り返ったりして感じるのは、「継承に向いている性格と、向いていない性格がある」ということだ。初代の多くが持ち合わせているパイオニア的な性格は、逆に2代目には向かないと言われる。既に立ち上がった事業を安定的に成長させるには、〝進取の気性〟が逆に邪魔になることがあるからだ。父親が時間をかけて作った事業の枠組みを、あえてぶち壊そうとしてもがく2代目は少なくないが、そうした人はパイオニア的な性格である場合が多いようだ。

7 ブランドと持分

ブランドは病院経営の観点から見ると、また違った側面が見えてくる。医療法人で言えば、地域医療に貢献し、経営が順調であれば、ブランド力は向上、患者も増えて高収益となる。この高収益が、医療法人にとっては悩みの種になることがある。医療法人は剰余金配当ができないため、高収益であればあるほど純資産価額が多額となるからだ。出資者の相続時の出資持分の相続税評価額が多額となる場合、相続税の納税方法が悩みの種となり、持分の払い戻しなどの問題が生じる。

8 同族経営と事業承継について考える

私が考える事業承継を成功させるポイントを整理してみた。1．早期から承継に向けた準備を行う。2．病院事業を継続・発展させるという強い意志のある後継者を選ぶ。3．事業承継が決まったら、その方針を親族や従業員にも周知する。一度決めた方針はよほどのことがない限り変更しない。4．現経営者と後継者との間に信頼関係があること。いったん、継承したら現経営者は経営の一線からは退く覚悟で（返り咲きは紛争の元）。自身を振り返ると、ほぼこの路線で事業承継できた。そう考えると、もしかして私は父親の描いたシナリオ通りに、病院を引き継いだのかもしれない。

9 理事長はつらいよ

具体的に私の場合はどうしているかといえば、いわゆる「身内」ということを常に意識してもらうようにしている。組織では、往々にして身内が反旗を翻す。そこで身内には〝甘く〟するようにしている。「身内には厳しく」というのが常道だが、私は逆を行く。（中略）逆に身内でない人間には「身内」のように接するようにしている。家庭の事情や個人的な相談まで話をじっくり聞くこともある。自分が身内にするようなことはできる限り行う。身内に頼まないことでも頼んだりする。「あなたは身内のように思っているから」と言って頼む。そうすると意外に、無理難題を聞いてくれることがある。

10 右腕について

63床という規模の東病院でも理事長職と院長職の両方をきちんとこなしていくことは難しい。ではなぜ兼務しているのか（できているのか）と言えば、一つには私の性格がいい加減だからだ。もしも神経質で細かなことが気になる人間だったら、とても2つの職務をこなせないだろう。そしてもう一つの理由は、いい加減な私を支えてくれる眞方紳一郎副院長と吉仲一樹事務局長の2人の〝右腕〟のおかげである。診療に関しては副院長にほとんどを任せ、事務・経理に関しては事務局長に全面的に任せている。

11 医師をどう集める、どう働いてもらう

今後、病院を継いだり、新たに開業するなどして、医師を集めなければならない人がいるとしたら、まず病院の運営を自分が思うとおりにできるようになってから、医師採用に取り組んだ方がいいだろう。医師を集めることも大変だが、集めた医師に継続して働いてもらうことの方がずっと難しい。中小病院は、大病院のように医療機器・設備は不十分だし、診療だけに専念できる環境も整っていない。たとえ給与面で厚遇しても、医師の不満は溜まりがちだ。

12 職員の採用と教育、私の考え方

それがわかってからは、面接に臨む姿勢を変えた。面接では、その人の人間性や優秀さではなく、適応能力だけを見ることにした。適応能力とは、置かれた環境や状況の変化に、自らの考え方や行動を切り替えて、どれだけ適応することができるかの能力だ。適応能力がある人間は、逆境に強く、様々な変化にも対応できる。言い換えれば柔軟性がある。（中略）しかしその適応能力も数分間の面接では見抜くことは難しい。そこで考えた。私自身が面接するのではなく、それぞれの部門の責任者である部署長に面接させる。ここでも、「適応力」「柔軟性」に重点を置いて面接するようにしてもらっている。とは言え、部署長たちと私は人を見る視点がかなり違う。私なら採用しないだろうな、という人材を合格させることもある。

13 医師仲間との付き合い

そういった公的な団体への参加の傍ら、私が院長に就任して3年後の平成18年（2006年）から、熊本の同世代の病院長の集まりを始めた。こんな地方の病院の理事長・院長になると、将来にわたってずっとなんらかの関わりが続くだろうから、若いうちから知り合って、顔をつないでおこうという気軽な気持ちで始めた。（中略）この会では、年に2回は近隣の診療所の院長も呼んで、講演会＋懇親会を開催している。医療制度や医療経営の話をテーマに演者を決めて講演をしてもらい、その後、懇親会という流れだ。この会を通じて診療所の院長先生とも随分親しくなった。診療所には診療所ならではの経営の悩みもあり、興味深い。

14 酒の飲み方 医師以外のネットワークの作り方

この店では圧倒的に一人飲みの客が多い。連日通って、横に同じ顔があったら自然と話し出す。そこから常連仲間ができ上がった。もちろん異業種である。しかし名前以外のことは最初からあまり話さない。スポーツや芸能のたわいもない話から政治、家庭や人生に至るまで話したいことを話す。（中略）こうした行きつけの店は、私にとって今では息抜きの場所だ。同時に、病院の評判や大げさに言えば世の中の動き（景気や流行）を知る上でも得難い場所となっている。それを知ることで、病院経営がうまくいくわけでもないが、世の中を知るために、気の置けない医療業界以外の仲間も開業医には必要だと思う今日この頃である。

15 子どもを医者にするのは是か非か

その子どもを医師にして自分と同じ道を歩ませた方がいいかどうかである。まずは本人の意志だろう。子どもが医師になりたくない、というならば私は決して勧めない。医師は社会的責任が強い。いやいやながら責任を負わされることほど苦痛なことはない。次に親として医師になることを勧めるならば、その適性を見極めなければならない。一口に適性と言っても臨床医としての適性か研究医としての適性かはかなり違う。しかしどちらにしても医師として最低限持っていてほしいことは「人助け（人の命を守る）」をしたいという気持ちだと思う。当たり前と言う人もいるかと思うが、実際に「人助け」を本職とすることは大変なことだ。それは医師に限らず、医療の世界で働く全ての人に言えることだろう。

16 持分放棄の決断の前に

病院継承にとって最適な法人形態とは

「後継ぎ」として親の病院に帰ってくると、いろんな壁が立ちはだかる。
勤務医時代には経験しなかったことに対処しなければならない。特に頭を悩ませることが人事、経理、財務である。まずは既存の職員からじっくりと話を聞かなければいけない。しかしそこには正解と不正解が入り混じる。古参から新人まで、どの職員、誰の意見を信じるかを見極めることが大切である。

東病院に戻り、病院経営に携わるようになって四半世紀経つが何が正解であるか、いまだに迷うことが多い。そうした中で2代目として最も頭を悩ませてきた問題の一つが「病院継承にとって最適な法人形態は何か」ということであった。

出資持分のない医療法人への移行を決断

約5年前、自身の後継ぎ候補にある程度メドが立ったとき、考えに考えて私が決断したのが「出資持分のない医療法人への移行」である。

医療法人の経営者ならご存じだと思うが、出資者が、出資持分に応じて払戻請求権を保有する場合は「出資持分のある法人」、これに対し払戻請求権を保有しない場合は「出資持分のない法人」と呼ばれる。

2007年の医療法改正により出資持分のある医療法人の新規設立はできなくなったので、これから新たに設置される医療法人は出資持分なし医療法人ということになるが、昔からある医療法人はいまだに「持分あり」の医療法人が多いようだ。

そもそも「持分」とは何か。「持分あり」の場合、一つには病院の土地建物が財産として自分(出資者たち)のものだということが言える。

私の場合、親が借金して土地を購入してその土地の上に病院を建てた。その父から私が病院を継いだ。この場合、父から贈与を受けた土地の値段に対して贈与税がかかる。これは普通の家でも同じである。一定の価値のある土地や財産を引き継ぐのなら、それに対しての税金を納めなければならない。１０００万円の土地をもらい、例えば半額の５００万円を税金で取られたとしても残り５００万円分は自分のものになる。これは納税の基本であるから納得はできる。

しかし医療法人の継承はこれだけでは収まらない。

持分のある医療法人の場合、その出資持分は相続財産となる。何十年も医療法人を経営していると、その間の内部留保はかなりの額になり、出資持分の評価は相当高額なものとなる。この出資持分の相続が「くせもの」だ。

私は父から理事長を受け継いだ時点で出資持分の贈与税を支払わなければならなかった。書類上、東謙一から東謙二という漢字に一本加えるだけで数億円の税金を払うことになった。

「持分あり」医療法人は理事長が変わるたびに多額の贈与税や相続税がかかる。この制度があるために医療法人は「3代で潰れる」と言われるのは、あながち嘘ではない。２００７年の医療法改正は、そうした問題点や、親族などからの持分払い戻し請求トラブルの解決を狙ったものと言える。

社会医療法人、特定医療法人は同族経営継承を考える上ではリスク

昔からある「持分あり」の医療法人は、そうしたリスクにどう対処するかが、大きな課題となっている。当法人では、色々考えたあげく、私の代で「持分なし」の医療法人に移行する決断をした。２０１８年のことだ。これで出資持分に対して相続税がかからない。そりゃいいじゃないかと普通は思われるだろうが、そう簡単な話でもない。メリットもあればデメリットもあるからだ。

「持分なし」の医療法人には複数の類型があり、移行後の類型によって取扱いが大きく異なる。大別すると現状、次のA～Cの選択肢が用意されている。

A．一般の「持分なし」医療法人へ移行

B．基金拠出型医療法人へ移行

C．社会医療法人、特定医療法人へ移行

私が選択したのはA、一般の「持分なし」医療法人だ。

Cの社会医療法人、特定医療法人も全く視野に入れなかったわけではない。だが社会医療法人では同族経営は認められないし、特定医療法人も理事の３分の１以下しか親族は認められない。

両者とも同族経営に制限がかかるわけである。そうなると同族経営の継承を考える上ではリスクが残ることになる。

たぶん法人形態を変更したときの初代に当たる人間にとっては、同族でないにしても自分の信用できる人間で理事を構成できるので、よほどのことがない限り理事長交代はないと考えられる。しかし理事長の後継者を未来永劫に同族以外の理事が認めるかどうかはわからない。ゆえに、理事長が子どもを後継者にしようとする場合、従来の「持分あり」がある意味最も安全で確実な方法であったわけだ。

「持分なし」への移行も相当なエネルギーが必要

望ましい法人形態は、後継者が確実にいる場合といない場合でも異なってくる。

まず後継者がいる場合。後継ぎの負担軽減のために出資金の相続税や贈与税対策は必要である。ただし後継者の求心力を考えると話は別である。理事長の考え一つで病院を別の事業にも展開できるようにするためには、従来の「持分あり」のままの方がやりやすい。何よりも自分の好きな人物を理事に選出できる。やはり同族、いわゆる親、兄弟、子どもによって理事会を形成することが将来の継承においては安定につながる。

しかし、それでは経営者が代替わりするたびごとに、莫大な税金を払い続けなければならない。果たしてこれからそんなことが続けられるだろうか。甚だ心配である。そう考えてくると、しかるべき後継者に継承させる場合、一定の制約はあるものの同族経営が可能な「持分なし」が最も適切な法人形態という結論になる。

一方、継承者に同族がいない場合は病院の継続を考えるならば社会医療法人、特定医療法人を選択することで経営安定が望める。なぜならば相続税や贈与税だけでなくその後の税金も安く済むからである。ただしそれぞれに公益性を保つための条件がある。その条件に見合った病院経営に変えていくことができるならば社会医療法人、特定医療法人の選択は一考の余地がある。地域で存在価値のある民間病院が少なからず社会医療法人、特定医療法人を選択しているのは、そういった条件に適合しているからであろう。

こうしたことを踏まえた上で最終的に「持分なし」を私は選択したのだが、この手続きが簡単かといえばそうではない。移行計画の申請から始まり移行完了までに厚生労働大臣から3回、県知事から1回の許可を得なければならない。それで移行手続きは完了するが、全てが終わったわけではない。その後5年間、厚生労働大臣に運営状況を報告する必要がある。

一連の手続きは病院をより公益性が高いものにするために行われるのだろうが、経営者としても相当のエネルギーが必要な作業であることは間違いない。

継承するに足る適性を持つ人間が同族に存在するか

さて、国が高い公益性を病院に求める一方で、経営者にとって病院を子弟に継承させるかどうかの判断はとても大切だ。

私は自分の子弟の中に医師がいるから継承するのではなく、病院を継承するに足る適性を持つ人間が同族に存在する場合に継承を決断することが重要だと考えている。

その適性の中で私が最重要視しているのは「惻隠の情」である。これは孟子が唱えている、もともと人が持っている心のことである。「困っている人がいたら助けたい」という心を、名誉のためでもなく、また助けずに不評を買うことを恐れるでもなく実行に移せる人間であることが適性の一つだと思う。

孟子は「惻隠の心とは仁の端、差悪の心とは義の端、辞譲の心とは礼の端、是非の心とは智の端である。この四端はそもそも己に備わっているものであり、それにもかかわらず、それを見失っている者は自らを害する者である」と説いたとされている。私自身が病院経営の方向性をちょくちょく見失っているので、心に常々とどめておきたい言葉でもある。

熊本地震直後の娘の行動に驚く

ここからは親バカ話である。ブログでこの話題をあえて書かずにいたのは、私のように自分の自慢話を臆面もなくブログに書ける程度の低い人間とは違い、娘（長女）の自慢話をブログに載せることを彼女自身が嫌がるのではないかと懸念したからである。

今回のエピソードは南阿蘇村の阿蘇立野病院の上村晋一先生の許可もあり、私が娘を、病院を継承させるに足る人物と考えた理由の一つでもあるので載せることにした。なお、この話は娘から直接聞いたのではなく前述の上村先生から熊本地震後に聞いた話である。

娘と上村先生のご子息は久留米大学医学部に2016年4月に同期で入学した。2人は出身高校が違うため大学に入学してからが初対面であった。

入学に先立ち、私は合格祝いに娘に車を買ってあげることにした。一緒に車を選びに行き、娘自身の選択でマツダのデミオを新車で購入した。届いた車に喜んだ娘は、大学生活に向けての荷物を目一杯積み込んで久留米に向かった。

入学して数日たった2016年4月14日にあの熊本地震が起きた。阿蘇立野病院のある阿蘇地方は熊本でも特に被害が大きく死者も出た。阿蘇立野病院自体も地震による被害が甚大であった。

当時久留米にいた上村先生のご子息も一刻も早く実家に戻りたいと考えたそうだが、公共交通機関はことごとく運休していた。高速道も通行止めで辛うじて一般道だけが通行可能であった。そんなとき、大学構内でご子息を見かけた私の娘が「なぜ、帰らないのか」と聞いたところ、「車の免許はあるが車を持っていない」という返事だった。すると、娘はすぐにポケットから車のキーを彼に渡して「これで帰ったら」と言ったそうである。

ご子息は、娘の車を借りて、無事に久留米から阿蘇まで帰ることができたそうである。この話は地震後に上村先生から初めて聞いた。「え、知らなかったの」と上村先生から驚かれた。娘は昔から無駄な話を私にはしない。仲が悪いわけでもなかったと思うが学校で起きたことをペラペラ話す方ではなかった。特に自慢話など一度も聞いたことはない。自分の車を貸そうと自分で判断したのだから、故障しようが事故を起こそうが、よほどのことがなければ親父に言う必要はないと思ったのだろう。

適正な後継者がいれば法人形態変更を検討すべき

もし私ならどうしていただろうか。出会って数日の同級生に買って間もない新車のキーをポンと渡したかどうか自信がない。まして地震直後の道路を行くのだから、傷が付いたり事故を起こしたりする危険もある。上村先生からこの話を聞いたとき本当に自分の娘ながら感心した。上村先生からは「この親にしてこの子ありだな」と感謝された。

後日娘が熊本の実家に帰ってきたとき「この話を上村先生から聞いて俺は鼻高々だったよ」と言ったら、「あ、そう。彼は車持ってなかったからね」と娘は淡々と答えた。娘にはどうやら「四端」の心が備わっているのかもしれない。

このエピソードも、私が医療法人を「持分なし」へ移行することを決めたきっかけの一つである。

適正な後継者がいれば継承のために、多少の繁雑な手続きがあったとしても法人形態を変えるべきだと私は思う。しかしそういう形態に法人を変えたとしても、継ぐかどうかは後継者本人が決めることなので、「継承対象者が継承しやすい状態にしておく」という方が正確かもしれない。

法人形態の変更を行う時期も大切である。娘の医学部進学は、それを真剣に考えるよいきっかけとなった。さらに言えば、法人形態の変更をサポートしてくれる人材も欠かせない。私一人が決断しても実現できるものではない。

信用できる吉仲事務局長（当初事務長であったが病院だけでなく法人全体を見てもらうために事務局長になってもらった）と、その後を引き継いだ堀田事務長、そして信頼の置ける税理士の先生方が存在したことも、「持分なし」になんとか移行できた大きな要因であることを最後に追記しておきたい。

17 子どもに病院を継がせるということ

子弟の継承が減る傾向の診療所や中小病院

最近になって診療所の継承が少なくなっていると聞く。もちろん病院も同様で子弟の継承はかなり減っていて、後継ぎのいない病院をチェーン病院を経営する医療法人が買収するケースも多くなってきた。

その理由の一つが、単純に後継者がいない、即ち医師になる子どもがいないパターンである。

私の高校時代と違い、今は医学部の偏差値が上がり過ぎて、地方の国立大学医学部でも東大並みの偏差値でないと合格できない。開業医の中にも最初から子どもに医学部を目指させず、自由に進路を決めさせる人も多いと聞く。たぶん私が現在受験生であったら、高校の成績を見て親は間違いなく医学部を諦めたであろう。

もっとも、昔だって後継者問題がなかったわけではない。医療法人の後継者（理事長）は原則医師であることが条件なので、医師国家試験に合格する必要がある。そこが他業種の会社との大きな違いだ。

私が学生時代にこのことを建築会社の社長の息子に話したら「医者はいいよな。医師免許があるだけのバカ息子でも職員から病院の院長として認められるのだから」と言われた。資格ではなく能力だけで社員から社長と認めてもらうことは相当難しいのかもしれないな、とそのとき思った。いずれにしても、どの業種でも会社の後を継ぐということは大なり小なり大変なのだろう。

子どもを医学部に入れても診療所や病院を継いでくれない

継承がうまくいかない別のパターンもある。私はこちらの方が深刻だと受け止めている。

最近、東病院の近隣の診療所の院長から電話があった。彼は「もう俺も高齢なので閉院するから、当院の患者を受け継いでくれないか」と言ってきた。

その院長の息子2人は現在熊本大学病院で医師として働いている。「息子さんは継がないのですか」と尋ねると、「息子2人は、勤務医として続けていきたいそうだ」との答えであった。

子どもを医学部に入れても診療所や病院を継いでくれない――。こうした問題は実は私が大学の医局員時代から心配していたことである。この心配について当時の外科の助教授と議論した覚えがある。

「大学があまりにスペシャリストとしての外科医の育成に進むと、ジェネラリストとしての医師が少なくなりはしないですか。私のように民間病院を継承するものにとって、専門医に進むことが本当に重要なのかという疑問があるのですが」と私。

それに対する助教授の答えは「高度医療を習得しスペシャリストを目指すことで、自然とジェネラリストとしての技術も習得できるので大丈夫」というものであった。

この議論、どちらが正しく、どちらが間違いというものではない。少なくとも自分に当てはめればそうであった。

外科が臓器別に分かれていなかった時代

当時は大学病院でも外科が臓器別に分かれていなかった。いわゆる外科という大きな医局に入局すれば食道、胃、大腸などの消化管、肝臓、膵臓などの肝胆膵、乳腺、甲状腺などの内分泌、血管などの循環器と幅広く「外科」の治療分野があった。それぞれのグループを一定期間ずつ回されるので、各分野のある程度の習得が可能であった。

さらに大学病院から基幹病院を回ると守備範囲はさらに広がり多くの内科疾患や内視鏡などの検査も経験することができた。個人的には地方の病院に行ったときの経験も大きかった。人員不足のため他科から手術の応援依頼があり、泌尿器科での膀胱全摘による回腸導管手術や婦人科での帝王切開、脳外科や整形外科の手術にまで参加して勉強することができた。

もちろん執刀医としてではなく、その科の専門医と共に手術に入るのだが、そういう形で呼ばれるたびに他の科の専門書を読み、自分なりに知識を詰め込んでせめて術者の邪魔にならないように心がけた。

この経験は後に病院を継承してからも大層役に立った。近隣の産婦人科の先生から「緊急帝王切開があるが人手が足りないから来てくれないか」と頼まれたこともある。

臨床研修制度の下では各診療科を回ってもあくまでも「お客さん」

しかし今は当時とは状況がかなり違う。臨床研修制度が始まったことで、他科の知識や技術は多少は得られる。しかし、臨床研修制度の下では各診療科を回ってもあくまでも「お客さん」扱いなのである。

研修医時代にいろんな診療科を見て回り、2年目以降に本格的に自分の進む専門を選ぶ。どの診療科も研修終了後に医師に多く来てほしいため、厳しい指導はほとんど行われず「お客さん」として扱われる。そんな2年間でどれだけ真の技術が身に付くかわからない。

その後専門分野に進めば、なかなか他科の知識や技術は学べなくなる。少なくとも大学病院ほどの大きな病院では、例えば乳腺外科に進めば消化器の手術に入ることはほぼ皆無となる。

もちろんスペシャリストの育成ではジェネラリストを作ることはできないという話ではない。消化器外科に入ると、ヘルニア、虫垂炎、胆石症という良性疾患の手術から胃がん、大腸がんさらに膵臓がん、食道がんと難しい手術を重ねていく。そうすることで自然とヘルニア、虫垂炎、胆石症などの手術の腕も上達する。スペシャリストの育成では、専門分野においてのジェネラリストは育成できる。ただし私の時代のように肺がんや乳がんの執刀もできる外科医になることは難しいだろう。

基幹病院と民間病院の治療法にはかなりの差が

実際に私が東病院に帰った頃は胃がん、大腸がんの手術を毎週1例から2例ほどは行っていた。しかしその頃から始まった腹腔鏡手術、さらにはロボット手術の普及で民間病院で行う手術の幅は狭くなっていった。

さらに外科が消化器、呼吸器、循環器，乳腺内分泌と細分化されていったことで、いい意味での「何でも屋外科医」がいなくなった。結果、専門分野においては優れたスペシャリストが多く生まれたが、一方で本当の意味でのジェネラリストが生まれる余地はなくなった。

この傾向は外科だけにとどまらず、内科や他の分野でも加速している。その結果、基幹病院で行っている治療法と民間病院で行うことができる治療法にはかなりの差が出ることになった。当然、導入している検査機器や治療機器にも差が生まれる。基幹病院で最先端の機器を使って最先端の治療を行っていると、親父がやっている古い民間病院には帰りたくなるという気持ちは十分理解できる。

私が師事した名医たちの教え

正直私も勤務医時代に名医と言われる指導者に恵まれていたこともあり、父親の後を継いで開業医になるのが嫌だった。できることなら名医たちから手術をずっと学んでいたいと思っていた。しかし私が出会った名医たちはただ手術が上手いだけの医師ではなかった。

私がまだ熊本地域医療センターの勤務医だった頃、名人と言われる外科医に指導を受けた。当時副院長であり外科のトップであった池田恒紀先生である。

私が在任中に池田先生は大腸がんで亡くなられたが、先生には生前仲人をしていただいた。結婚後少なくとも3年間は正月に仲人に挨拶に行くという慣例があり、自宅に伺ったときのことだ。既に先生は自宅療養に入られていたので玄関先でご挨拶をと考えていたが、「俺は抗がん剤治療中で飲めないが、お前だけ飲め」とご自宅に上がらせてもらった。

まだまだ未熟な私が、名人と言われる池田先生から何か一つだけでも教えを請いたいと思い、「先生、私が外科医として今後学ばなければならないことは何でしょうか」と質問した。

期待したのは池田先生の名人芸とも言えるクーパーとかケリーなどの手術手技の奥義の伝授だった。しかし、池田先生からは私の期待とはかなり違った答えが返ってきた。「将来お前は東病院に戻るだろう。そのとき、医師や看護師など医療職だけに気を配るに違いない。それではだめだ。バックヤードを支えている助手、事務、給食、清掃などの職員にも医療職以上に心を配りなさい」。

当時は基幹病院で手術の腕を上げることばかりに注力していた自分には正直言ってぴんとこない、ガックリな答えだった。しかし、その頃から池田先生は私が経営者になったときの弱点などお見通しだったのだ。愚かな私はそれをずっと後になってから理解した。

また池田先生と双璧をなす熊本で手術の第一人者と呼ばれた八木泰志先生にも熊本地域医療センターで修業させていただいた。八木先生には三井大牟田病院を退職し東病院に戻ることを決めた際に熊本に戻ってくることを報告しに行った。すると八木先生から「地域医療センターに週1回手術をやりに来い」と言われ、その後約10年間通わせてもらうことになった。八木先生も私の手術への後ろ髪引かれる思いをくみ取ってくださっていたのだろう。

平成時代の微笑ましい昔話

そしてもう一人、忘れられない恩師がいる。三井大牟田病院の当時副院長であり外科部長だった谷村正憲先生である。先生とは衝撃的な出会いをした。

この話は谷村先生と私にとっては当時を思い出す印象深い話であるが、あえて今までブログでは書かなかった。先生の心優しくも武闘派的な一面を書くことが、谷村先生にとって失礼に当たるかもしれないと思ったからである。

しかし先生が一線から退かれ、退職祝いに行った折にこのエピソードについて話したときに「アハハ。そんなこともあったな」と笑いながら記事にすることを了承していただいた。以下、平成時代の微笑ましい昔話として読んでいただきたい。

着任前に「俺はね二世の医者が嫌いなんだ」の一言

大学病院の医局に在籍している医師の人事異動は医局の指示で決まる。次の勤務地が決まったら慣例として着任前に新しい上司（つまり新任地の外科部長）に挨拶に行くことになっていた。

1997年7月、私は三井大牟田病院に配属が決まった。三井大牟田病院は福岡県の南端にあり熊本市内から車で約50分程度の距離である。

勤務先が決まったので、当時副院長兼外科部長であった谷村先生のところに挨拶に向かった。

病院の部長室のドアを開けて「4月からお世話になります東です」と部長の背中に向かって言った。

すると突然、「あ、そう。俺はね二世の医者が嫌いなんだ」と背中越しに言われた。振り返られることもなく、かけられた「嫌いなんだ」の一言に私は驚き言葉に詰まってしまった。しばらく突っ立っていたが、その後の言葉もないので、どうにか気を取り直して「よろしくお願いします」と部長の背中に向かって深々と礼をして部屋を出た。

私は即座に思い出した。親父から入局する際に言われた言葉だ。「熊大外科の中には俺を慕っているものもいるが、俺の息子だからと嫌う人もいるぞ」。そうか親父は谷村先生に嫌なことをしたのだなと思った。しかし絶望という感覚はなく、こりゃ大変なところに来たと思うだけだった。

実際それまでは「お前の親父には世話になった」と、得する場面も多かっただけに、今回は自力で頑張るしかない。こんなことは二世である以上想定内である。二世で良かったということもあれば反対に損することもある。そう思って生きていかなければ世の中やっていられない。自分の見えないところでもたくさん得してきたはずだから、とすぐさま気持ちを切り替えた。

最初に到着した者が執刀医になれるというルールを存分に活用

三井大牟田病院の外科医は6人だった。初日部長から2つのチームに分けるという話があった。谷村部長率いるAチームと柴田副部長率いるBチームである（チーム名は勝手にそう言うようになった）。当然私はBチームに入ることになった。誤解のないように言っておくが、仕事中に部長はじめ誰からも冷たくされたことはなかった。柴田副部長からは「部長は変わっているところもあるが、お前が頑張れば認めてくださる」と温かい激励ももらった。

私は遊びにきたわけでなく修業に来たわけだからと心を奮い立たせた。それからは、がむしゃらに頑張った。今まで手術ばかりしてきた私は検査手技を学んでこなかった。未熟な内視鏡検査は最初先輩に手伝ってもらわなければならないほど下手だった。そこで、仕事が全て終わった夜10時から内視鏡室のカギを貸してもらい明け方までひたすら模型で練習した。一度病院の用務員さんから夜中まで内視鏡室の灯りをつけていては困ると注意されたが、いつしか何も言われなくなった。後で聞いた話では谷村部長が「医者が練習して何が悪いんだ」と用務員さんを一喝されたそうだ。

今では考えられないが、三井大牟田病院外科ルールという特殊な決まりごともあった。「急患、緊急手術は早い者勝ち」というものだ。どういうことかと言うと、もし緊急内視鏡や緊急手術において病院から呼び出された場合、最初に到着した者が主治医や執刀医になれるというルールである。もちろん未熟な私だけでは対応できないことも多かったが、最初に駆けつければ原則執刀医になれた。このルールを私は存分に活用した。

まず病院から走って3分の場所にアパートを借りた。そしてずる賢いやり方も覚えた。仕事終わりの帰りがけにその日の救急外来担当の看護師のところに必ずアイスの差し入れを買って行き「呼び出しは最初に自分を呼んでほしい」と頼んだのだ。するとほとんどの緊急手術で私は執刀医になることができた。

谷村先生も不思議に思い「お前は急患が来ることを予想できる特殊能力があるのか」と言われたりもした。普段チームが分かれて谷村先生の手術が見られない私は、唯一緊急手術では谷村先生と手術ができて教えを請うことができた。そうこうしている間に、最初は外科の飲み会で部長の一番遠くに座っていた私もいつの間にか隣で楽しく飲めるようになっていった。

そんな3年間を過ごした後、父親の病院を継承するために大牟田を去ることとなった。最後は外科医全員と外科病床のナースに送別会を開いてもらった。最初に谷村部長からの挨拶があった。「東は変わった外科医だったが、俺の二世へのイメージが変わった。本当によく頑張った」と労いの言葉をかけられた。最初、顔も向けてくれなかった谷村部長から「頑張った」と言われるとは……。私はあまりにうれしくて人目もはばからず涙した。

「覚悟」と「志」がなければ継承の成功は覚束ない

これだけいい上司に恵まれたら「継承せずに」という選択肢も当然頭をよぎる。正直私も、最前線の病院で、自分の外科医としての腕を磨き続けたいという思いもあった。

しかし、結局は父親の病院を継ぐことを決断した。最終的な判断の理由は次のようなものだ。私程度の外科医は次から次へと生まれてくるだろう。しかし東病院の職員のため、東病院を頼りにしている患者のために一番寄り添える医師は、創業者である父親の息子である自分しかいない。そのためには自分の希望とは別の次元の選択をしなければならない。

私も親となり子どもも医者となった。そして、子どもに継承してほしいと望んではいる。しかし決めるのは子ども自身であり、強制することではない。そのため、継承したくない場合は他人に譲渡しやすいよう、「持分なし」の医療法人形態に変えた。そして私の代で理事長と院長の役割を明確に区分し、理事長となり病院の経営だけに関わる道と、医療・介護事業の運営に専念できる院長の道も用意。子どもにある程度の選択ができる環境を整えた。

創業者が後継ぎを望む気持ちと、その後継者が次の後継ぎを望む気持ちは微妙に違うと私は思う。創業者は自分が作ったものを他人には渡したくない、という気持ちが強い。一方、その後継者は「後を継ぐ」ということがどんなに大変かがわかっているので、いくつかの選択肢（逃げ道も含め）を用意することで、次に継承する人間のプレッシャーを多少は軽減することができる。

社会的に政治家や俳優などの二世、三世に対する風当りは強い。私も「子どもに自分の職業や事業を継がせる」ことが社会的に正しいかどうかわからない。ただ自分の経験から言えることは、継ぐ本人に「覚悟」と「志」がなければ継承の成功は覚束ないということである。子どもに「覚悟」と「志」があれば継いでほしい、それが私の正直な気持ちである。

私はこの項に名前を出させていただいた先生方のおかげで「覚悟」と「志」ができ、無事に父親の病院を継承することができた。改めて敬意と感謝を申しあげたい。

18 理事長の仕事と院長の仕事

昔は理事長兼院長が当たり前だった

私は今から20年前、２００３年４月に父から理事長兼院長を引き継いだ。当時は、他の病院でも理事長兼院長が多い時代であった。

兼任が多かった理由は、経営をそれほど繊細かつ厳密に行わなくとも採算面で不安なく病院が回っていたからである。診療報酬も十分かつ仕組みも今よりシンプルで、経営がひっ迫するほど追い込まれることもなかった。

そうしたことに加え、医療安全や院内感染防止のルール、医師の勤務体制なども今ほど厳格ではなく、経営者がこうした問題に頭を悩ますことも少なかった。

医業経営の環境が厳しくなっていった理由

医業経営の環境が厳しくなっていったのは、高齢化が進み医療費抑制策が前面に出てきたことに加え、社会においてコンプライアンス遵守の風潮が強まってきたことも影響しているだろう。

平均寿命が延びれば高齢者は増える。高齢者が増えれば病人も多くなる。病人が多くなれば医療費は増加する。医療費が増加すれば国の財政が苦しくなる。当然のことである。こんな三段論法は小学生以上なら誰でも理解できる。

高齢化が進み、国の財政が苦しい今の状況を招いた大きな原因は、国が平均寿命を延ばすことを闇雲に推奨してきたことだと考えられる。寿命が延びることが悪いというわけではない。ただ、寿命が延びたら将来どんなことが起きるのか、小学生でもわかることを大人たちはきちんとした予測もせず、対策を取ることを怠ってきたことが問題なのである。

政治家にとって老人の票は大切だ。だから彼らは財源のことも考えず高齢者優遇の政策ばかり訴えてきた。厚生労働省の官僚も政治家の公約にあらがうことはできなかった。

ただ、この問題の根源は政治家、官僚だけの責任とは言えない。国民の多くが、将来の日本のことや、自分の子ども、孫が大人になった時代のことを考えず、自分の世代のことだけを優先し、高齢者を優遇する政策を訴える政治家を選んできた。つまり、今の高齢者、そして私を含めた中高年と呼ばれる大人たちの責任でもあるのだ。

高齢になっても不安が少ない社会、安心して死ねる社会を

私自身、進行がんを経験してから思考の変化があった。健康な頃は「長生きなんてしたくない」と豪語していた。いざ自分に「死」が迫ると、「もう少しだけ長生きできないだろうか」と現世に未練が生じた。

宗教を信じない私は「死んだら無になる」と思っている。だから逆に怖い。この「怖さ」を乗り越えられないなら生にこだわるしかない。「老衰」が迫っている高齢者の気持ちもこういうものかもしれない。

将来の日本を考えるならば、政治の力によって、高齢になっても少しでも不安が少ない社会、安心して死ねる社会を構築することが重要だと思う。政府が「早く死にましょう」と言うべきだと言っているわけではない。ただ、本人が「自分の生き方」「自分の死に方」について考える機会を与え、無駄をできるだけ排除しながら、それぞれが望むべき方向（死に方）に導くことが大

切であると思っている。

老健施設を作ることを迷っていた父

話を病院経営に戻そう。将来の日本のことを考えると、医療費抑制も確かに必要なことである。大切なのは「どこが無駄で、どこが必要か」を見極め、無駄をなくしていくことである。

私の運営する医療法人東陽会は一次救急を中心とした東病院と併設の老人保健施設・田迎ケアセンターを運営している。ある意味で一方は積極的医療で一方は消極的医療と言えよう。

1990年代の初め、当時医学部生だった私に創業者の父親が珍しく相談してきたことがある。「老健施設を作ろうか考えているが、お前はどう思うか」が父親の相談だった。

私は「今から熊本も高齢化が進むことは間違いないので、老健施設は必要だと思う」と答えた。すると父親は「俺は老人病院をしたくて医者になったわけじゃない。何言っているんだ」と大層怒られた。そう思っているなら最初から息子に聞くなよ、と思ったが、結局数年後、父は老健施設を作る決断をした。

当時父も病院の方向性に悩んでいたのだろう。創業当初の東病院は、毎日のように手術が行われる外科系の救急病院であった。しかし時代の流れとともに周辺の医療環境は激変した。医療機器の高度化に加え、追い打ちをかけるように近隣に済生会熊本病院と熊本中央病院が移転してきた。外科系の救急病院としての役割は相対的に小さくなっていった。

手術を諦め「医療の役割分担」に舵を切る

それでも私が東病院に帰ってきた1999年頃までは、毎週2、3例の早期胃がん、早期大腸がんの手術をしていた。しかしその後、腹腔鏡手術が主流となり基幹病院に紹介することが多くなると、当院での手術数は減少していった。

父親は私が帰ってきて病院を継いだことで、もう一度手術中心の急性期病院として復活することを望んでいたようだ。しかし私自身は、腹腔鏡手術のメリットを理解していたし、手術器具の進歩やロボット手術の出現でこれから先は民間病院で手術を積極的に行うには、莫大な設備投資が必要になるため、そんな復活は無理だとわかっていた。

そこで私は理事長兼院長となったとき、父親の思いもよそに、早々に「医療の役割分担」に舵を切った。今でいうなら、医療圏における〝タスクシフト〟である。

地域の患者がより良い医療を受けられるようにするため、熊本市内の小さな医療圏で同じようなことをして競い合っていくのではなく、基幹病院がするべきこと、民間病院がするべきことを明確に分けようと考えたのだ。そのためには自院の方向性も大きく変えざるを得なかった。しかし、時代は私が考えるより早く進んだ。基幹病院それぞれが、向こうから地域の病院や診療所との連携強化を進めてきたのである。

クジラにしっかりとへばり付いていくコバンザメ経営

私も院長兼理事長になったらすぐに地域の医療機関との連携強化を進めた。連携専門の部署を作り、基幹病院への積極的紹介を始めた。また、基幹病院、他病院、他診療所からの積極的受け入れもスタートした。

ちょうどその頃であろう、私の経営方針が医療経営誌の日経ヘルスケアで取り上げられ、「コバンザメ医療経営」と書かれたりもした。大きなクジラにしっかりとへばり付いていくコバンザメのような経営というわけだ。確かに方向性はそうであるが、あまりにキャッチー過ぎるコピーだったため正直戸惑いもあった。

それは父に対して申し訳ないという気持ちもあったからかもしれない。そのとき父はどう思っていたのか、感想も文句も聞いていない。でも父が時折一緒に酒を飲んで酔っ払うと、「バカ息子」「銃殺してやる」と騒いでいたので、本心は納得していなかったと思う。

当時、他病院からはそれこそ表立って言われはしなかったが「コバンザメ」と陰口を叩かれていたことも事実である。今となってはどの病院も連携室を作り基幹病院との間で連携を強化しているので、当たり前のことにはなったが、20年前はそんな時代だったのだ。

熊本の医療界は「村社会」

私の生涯で最も感謝し尊敬している医療界の兄貴的存在である医療法人同仁会・京都九条病院理事長の松井道宣先生（熊本地震において、チャーターした冷蔵宅配便のトラック1台で京都から食糧援助をしていただいた）が地震前に熊本に一度来られたとき、東病院のパンフレットを手にして驚かれたことがある。「これ何。東病院のパンフレットの地図に済生会熊本病院と熊本中央病院が書いてある」。京都では自院の位置を紹介する地図に他病院は載せないのだという。私は熊本独自の事情を次のように松井先生に説明した。

熊本は医学部が熊本大学しかなく私立医大もないので、比較的連携しやすい。本心はどうかわからないが、隣接していても同じ地域であっても少なくとも表立って対抗意識むき出しというところは少ない。表面上であっても「共存共栄」の姿勢である。

これが同じ九州でも福岡になるとかなり違う。福岡県には九州大学、産業医科大学、福岡大学、久留米大学と4つの医学部があるので、なかなか表面上でも一枚岩になることは難しい。その意味で、大都会から見れば熊本の医療界は「村社会」なのである——。

院長職を10年副院長を務めた眞方先生に譲る

そんな村社会においては顔見知り、もしくは知り合いということがとても大事である。結果、会合には頻繁に「出なければ」いけない。

私自身、診療も行いつつ対外的なこともこなしていくのは、体力的にもかなりきつかった。そこで、信頼できる人に、現場の責任者である院長の職を譲れる機会を探していた。そして2020年に、10年間副院長を務めてもらった眞方紳一郎先生に院長就任をお願いすることにした。

眞方先生には「経営に関しては理事長が主となり院長に相談する。医療に関しては院長が主となり私（理事長）や病院職員と相談してやってほしい」とお願いした。眞方先生は最初拒まれたが、私の病気のこともあり了承してもらった。

経営面の様々な見直しに着手

そうは言っても、院長職に全く未練がないわけではなかった。医師としてやはり院長という肩書は第一線で働いている感じがする。一方理事長といえば、テレビの医療ドラマでも経営第一主義の悪役が多い印象だ。

しかし、実際に理事長専任になってみると、これまでないがしろにしていた経営面の様々な見直しに着手することができた。職員からも、病院経営や病院の設備などについて、きちんとヒアリングができ、彼らの不満も把握することができた。

その一例として、コロナ病床を作る際に明らかになった欠点がある。まず、東病院の個室の少なさが挙げられる。さらに、ナースステーションが各階に1カ所しかなかったことも問題点として浮上した。

そこで個室中心の病床増設に踏み切ることにした。具体的には、個室数は8部屋から15部屋に増える予定だ。これが完成すると患者の隔離なども容易にできるし、ナースステーションも各階に2カ所できることになる。こうしたことも、理事長と院長を兼任していたら手が回らなかったに違いない。

熊本でも理事長専任の流れ

私が院長兼任をやめたすぐその後に、真似をしたわけではないだろうが田上心臓リハビリテーション病院の田上貴一先生も新しい院長を迎えて理事長専任になられた。

田上先生は以前から定期的に集まって〝地域医療に関する会議〟という名目で飲み会をしている民間病院のグループのメンバーである。今回、『〝虎〟の病院経営日記』の続編を出すと話したときに、「なんで熊本地震のときに田上病院とのことは書かなかったのですか」と言われたのであえて当時のエピソードを紹介しておくことにする。

田上先生とは幼少期から知り合いで、私が1年だけ先輩のため弟のように思ってきた。しかし普通の先輩後輩関係にあるような従順な弟ではない。彼曰く、私は「生意気な先輩」であり「出来が悪く、偉そうに兄貴面するやつ」だそうである。しかし私が病気になったとき、飲み屋で泣いていたという話は熊本の病院関係者の間では有名な話である。

熊本地震で田上病院の看護師を引き受ける

その彼の病院が2016年の熊本地震で屋根が一部倒壊し、入院患者を全員転院させることになった。そこで彼に直接電話をして「今困っていることは何か」を聞いたところ、「とりあえずは従業員が働く場がない」とのことであった。

そこで病院の改修工事が終わり入院を再開できるまで、田上病院（当時）の看護師に東病院で働いてもらうことを提案した。当院としても地震後看護師が疲弊していたので非常に助かった。

そのとき看護部長から「東病院の制服を貸しましょうか」と言われたので、「田上病院の看護師は必ず田上病院に返さないといけない。もし転職の相談があっても全て断るように。そのため東病院にいる間は、田上病院からの応援という意味で田上病院の制服で働かせてください」と指示した。

東病院の職員にも応援に感謝するように伝え、職員同士が仲良く仕事ができた。そして田上病院の入院再開とともに全員元の職場に帰っていった。後になって田上先生からは「あのときのことだけは本当に感謝している」と珍しく真顔で感謝されたが、これからも「偉そうに、兄貴面」して田上先生と付き合っていくつもりである。

組織が大きければ経営と診療の分離は不可欠

理事長の仕事と院長の仕事を兼任した方がいいか、分担した方がいいのかは、それぞれの病院の事情次第である。ただ、冒頭でも述べたように、病院経営は複雑化しており、経営と診療をどちらも十分にこなすのは難しい時代である。組織が大きければ大きいほど、経営と診療の分離は不可欠だと思う。

ただ、その場合、信頼に足る院長が存在することが必須条件となる。また、経営者本人が、理事長専任として、経営や対外的な仕事に力を注ごうと決断できることも重要だ。

そして、もう1点大切なのが職員の意識だ。看護職やその他の医療職、そして事務系職員などが、理事長兼院長の方がまとまるのか、分担している方がまとまるのかも見極めなければならない。「船頭多くして船山に上る」と言われるが、２人の船頭の仕事や権限がどのように分担されているかを、職員にも明示しておかないと、無用な混乱が生じることになる。兼任か分担かは、これらを自院の事情に照らして考えて決断すべきだと思っている。

19 公的な役職について

「かんなし」は公的な役職には向かない

開業医を20年以上やっていると、否応なしに公的な仕事が増えてくる。医師会関係、病院団体関係など、仕事は雑多だが、誰かがやらねばならないことでもあり、よほどの支障がない限り、要請があったら受けるようにしてきた。

しかし、そもそも私は公的な役職には向いていない。公的な役職というものは、私的な意見を抑えて多数の意見を集約する仕事である。そんなことは昔からできないだめな男である。

幼少期を振り返ってもそうであった。この話は私自身がすっかり忘れていたことだが、娘が私と同じ小学校に行ったときに、昔私の担任だった教師が教頭になっており娘に話したことから思い出したものである。

「君のお父さんは校舎の3階から飛び降りたことがある」。教頭はそう娘に話したそうである。

そういえばそんなことがあった。なぜ飛び降りたのか。確か数人がいじめをしていた。取り囲んだ一人の男子に「ここから飛び降りてみろ」と脅していた。それを見て私が「お前たちも飛び降りてみろ」と言って、まず自分から飛び降りたのだ。

記憶は定かではないが、小学生の頃、私は体が小さい方だったのでいじめを力で助けることができず、飛び降りる選択をしたのだろう。幸い地面が花壇であったため擦り傷で済んだのだが、小学校では大問題となった。

それからは「かんなし」と呼ばれるようになった。「かんなし」とは熊本の方言で「考えなし」というバカに使う言葉である。ただ同時に「あいつは怒らせると何をするかわからない」と、ちょっとした箔も付いたので個人的には良かった。

中学時代にもある。私は熊大附属小学校から附属中学校へと進学した。附属中学校は半分が附属小学校から半分が外部の小学校からである。入学初日の朝である。登校するとすぐ、顔見知りの附属小学校出身の連中が輪になって一人の見知らぬ男子を10人ほどで囲んでいた。詳細は覚えていないが、入学早々いじめを見て気分が悪くなった。「何やっているんだ、あっち行け」と顔見知りの同級生を叩いた。一度暴れ出すと「かんなし」の異名を持つことを知っている同級生たちはさっと散っていった。

この話もすっかり忘れていたが、そのとき輪の中心にいていじめられていた彼から聞いて思い出した。その彼こそが、その後東病院の事務長となり病院経営で私を助けてくれることになる吉仲一樹事務局長（現在、父親の会社を継ぎ不動産会社であるキリンビル社長）である。

高校時代、本人不在のまま投票で学級委員に

こうして昔を振り返ってみても、お坊ちゃんとして甘やかされて育ち、わがままな人間として成長していったことがわかる。そして今の自分勝手な人間ができ上がった。そんな人間が公的な役職などに合うわけがない。

ただし高校時代に一度だけ役職には就いたことがある。熊本高校という進学校に行ったときである。高校3年の後期にみんなが受験勉強真っただ中、何か悪いことをして私が停学中だったことがある。勉強が忙しくて誰もやりたくない学級委員に、クラスの選挙で本人不在のまま勝手に選任されていた。学級委員は朝から職員室に出席名簿を取りに行かなければいけない。名簿を取りに行くたびに先生たちから「東、今度は何した」とからかわれた。

なぜか熊本市医師会代議員に

しかし世の中は自分の思い通りにはいかない。開業医となって5年後から熊本市医師会代議員になった。代議員とは無立候補投票制である。各地区で5名の名前を投票して票数の多かった5名が地区の代議員となる。２００8年4月より代議員に選出された。

「ちょっと変わったやつに投票しよう」と会員たちが考えたに違いないと思う。それから15年近くも選出され続けている。もちろん医師会の中では先輩代議員の言うことを時として無視する異端児扱いである。生来群れることのできないバカだから仕方がない。そんな協調性の欠如している男にも、会員たちは何かを期待しているのかもしれない。

コロナ禍での大混乱の元凶

今回コロナ禍で、医師として感じたことや、病院団体の支部長としての活動についても書き留めておこう。

新型コロナウイルス感染症は指定感染症のため、実際の指示は保健所が出していた。その結果は皆さんご存じのように、陽性者の管理、ワクチンの接種、病床確保と、あらゆることが大混乱であった。

私たち臨床に携わる医師は、こうした結果になることを新型コロナウイルス感染症に対する政府の方針が「保健所の指示で」となったときから予測できていた。

その理由は日常の医療を行っているのは診療所と病院だからである。

これまでも、患者が増えて病床がいっぱいになったりしたときに保健所に連絡して「どこに送ればいいですか」などと相談をしたことはない。仮に相談しても「そんなこと保健所に相談されても」と言われるだけだっただろう。

日常診療の中で保健所の指導を受けるのは、食中毒が起こった場合や年1回の病院検査などであり、パンデミックの中での医療体制確保は、保健所にとって全く門外漢の業務であったからだ。

案の定、すぐに保健所の電話はつながらなくなりコロナ陽性者は行き場を失った。重症感染者の受け入れも、熊本市内で唯一の感染症指定病院であった熊本市民病院のベッドはすぐに満床となり、他の基幹病院も受け入れ体制が整っておらず、重症者については〝命の選択〟が始まった。

日本の医療体制の脆弱さが露見

そこで、慌てた政府が頼ったのが医師会であった。しかし、これまた日本の医療体制の脆弱さが露見する結果となってしまった。

医師会というものは大病院の院長も1票なら診療所の院長も1票の権利がある組織である。当然数で勝る診療所の医師の力の方が大きい。

コロナ禍の最中に開かれた会議でも、ワクチン接種の話ばかりである。連日テレビで報道される病床利用率のことなどどこ吹く風で、医療提供体制については、少なくとも私が出ていた医師会の会議では一度も議論されることはなかった。

世の中では病床ひっ迫によって社会活動が止められているにもかかわらず、会議の内容は次回の理事選挙や代議員選挙についてである。「病床のことは我々診療所の者は関係ない」ということだったのだろう。

足並みが揃わなかった4病院団体

では、どこがコロナ病床の確保について議論しなければならなかったのか。それは当然、病院の団体ということになる。

とはいえ残念ながら熊本のみならず、日本のどの都道府県においても病院団体は一つにまとまっていない。熊本には病院団体は4つある。日本病院会、全日本病院協会、医療法人協会、日本精神科病院協会である。病院団体がこんなに分かれてしまっているのには、それなりの歴史的理由があると思うが、熊本のような田舎になるとどの会に参加してもほぼ同じ顔触れである（精神科病院協会はさすがに精神科病院の経営者ばかりだが）。

実際私も2021年4月から日本病院会熊本県支部長を務めているが、全日本病院協会の理事も兼任している。もちろん医療法人協会にも属している。もう訳がわからない。

コロナ禍の中、熊本でも4病院会による役員会というものはあったが、足並みが揃うことはなかった。4病院団体の仲が悪いというわけではないが、何かを「決められる体制」が整っていなかったことが原因である。

このような有事のときに決断を求められる場合、誰がリーダーシップを取り、誰が責任を取るのかが重要である。そのためには、あらかじめ一つの組織になっておく必要性があるが、そこまでの準備をしていなかったのだ。

東日本大震災での経験を教訓に、そうした動きを進めていた県もあったようだ。医師会の中に病院部といわれる病院だけの組織があり、その医師会病院部を発展的に解散して、4病院団体とは別の〝病院協会〟をあらかじめ作っていた。県と医師会と〝病院協会〟で協定書を作成しておき、有事において連携と役割分担を進めるという仕組みである。

一体化した〝病院協会〟が作られていたら

ではもし熊本でこのような、一体化した〝病院協会〟があらかじめ作られていたら何ができたのだろう。

まず病院協会で全体の方針を立てたであろう。新規感染者数から入院必要数を算定する。さらに感染者増加に対して必要な病床数を推定して、喫緊の病床確保と未来に向けた病床確保を始める。感染指定病院の感染者用病床数で大丈夫なのか、さらに広げて国公立・公的病院の病床数で賄えるのか、民間病院にも病床確保を要請しないといけないのか、が検討できたはずである。

今回熊本では、残念ながらボロボロの状態で受け入れ体制を構築せざるを得なかった。新型コロナウイルス感染症では国公立・公的病院と民間病院、熊本市内の病院と熊本市以外の病院、コロナ病床確保病院とコロナ病床を持たない病院の対立が生まれた。

それぞれの主張は、その病院側から見れば納得できるものではあった。曰く――「公的病院は重症を診ているのだから、中等症もしくは軽症感染者は民間病院が担うべきでないか」。「民間病院は公的補助がない。風評被害を含め、経営自体が危うくなるので国公立・公的病院が診るべきではないか」。熊本市内の病院からは「通常でも患者で埋まっている病床をコロナ病床にできないので市外の空床を使用すべきではないか」。熊本市外の病院からは「熊本市内が最も病院数があるのでもっとコロナ病床を増やし、市外の病院に送らないようにしてほしい」。こういう不毛な議論の中で、確執が深まっただけで、結局何も解決はされなかった。どういう対応をすれば病院間の公平性が保たれるかの議論にも至らなかった。

病院間で公平性を保つための私案

私自身には病院間で公平性を保つための私案はあった。

総病床数あたり何床が必要なのか割り出して、例えば国公立・公的病院は20床あたり1床で民間病院は40床あたり1床というように割り当てる。どうしても病床が確保できないところは1床減につき協力金を払う。その協力金は災害時対応の医療従事者の人件費として使うという仕組みである。これが本当に公平なのかどうかはわからないが、少なくとも「参加しない方が得をする」ことにはならない。

だが所詮、私がこんな提案しても反対が多く、うまくいかなかっただろう。基本的にどこの病院においても感染症患者は受け入れたくない。ましてや整形外科や産婦人科などが専門の病院では日頃でも感染症患者を診る機会が少ない。そうした病院では患者が肺炎を起こしただけでも他病院に転院させている。新型コロナウイルス感染症なんて受け入れるわけがない。さらには、受け入れ不可能なことに対してなんで協力金なんて出さないといけないのだ、と言われるに違いない。県や医師会からの要請があったとしても、成功していたかどうかはわからない。

熊本は九州の中でも病床確保率が低いことで有名に

今回残念だったのは、こうした有事に対する体制の議論すら、最初の一歩も踏み出せなかったことである。私は、日本病院会熊本県支部長の立場で、各病院会の長にコロナ禍の中、面会のお願いをし即席の病院協会設立を提案して回った。決して反対意見が多かったわけではない。「必要性は理解できる」というところまでは行ったが、私自身が〝即席〟の日本病院会支部長みたいなものであったために、力不足を感じざるを得なかった。結果的に熊本は九州の中で最も病床確保率が低いことで有名となり、感染が収束していっても九州で一番遅くまで「まん延防止措置」が続くことになった。

しかし「力不足でした」で終わるわけにはいかない。次のパンデミックに備え、未来の医療のために体制作りを進めたいと考えている。

役職は地位ではなく使うもの

熊本には「肥後の引き倒し」という言葉がある。「出る杭は打たれる」とほぼ同義で、誰かが成功したり頭角を現わしたりするとみんなでその人の足を引っ張るという意味だ。

私自身は引き倒されてもいいと思っている。役職というものは地位ではなく使うものだ。その役職を使って何かを完成に導けるならば、その地位なんて必要ない。誰かが私の後を引き継いで、最終的によりいい形になればいい。その端緒となれれば、途中で引き倒されてもむしろ満足である。

正直、私なんか、いつも好きなだけ酒を飲んで、自分自身で倒れているから平気なのである。公的な役職には向かない私ではあるが、そこにしがみつく気はさらさらないので、逆に少し尖ったことでも、やりたいことを進めたい。コロナの終息が見え始め、そう考える昨今である。

20 医師は世間知らず、開業で騙されないために

医師は騙されやすく、騙しやすい

医師は騙されやすい、騙しやすいと言われる。その中でも最も世間知らずで騙されやすいのは、医師の家に生まれ、進学校に進み、すんなり医学部に入学して医師になった人間だろう。私もその一人だ。ただ、今の大学医学部の偏差値は明らかに私の時代と違うので、少しは状況が変わっているかもしれない。

現在、国立大学医学部ともなれば、東大並みの偏差値である。私立大学医学部でも相当偏差値が高く、昔の私では到底合格できない。そうなると当然現役合格の割合は下がる。熊大医学部では現在、平均4浪という数字になっていると聞く。

日本の医師に、そんなに東大並みの学力があるエリートが必要かというと、私はそうは思わない。もちろん医学の発展のために、一部のエリート医師は必要だ。立派な研究者として医学の進

歩をもたらしてもらわないといけないからだ。

しかし大多数の医師は、患者さんの声をきちんと聞き、それに応える能力と技術さえあれば天才である必要はない。今回のコロナ禍での医療の経験からも、医学部を増設して医師を増やし、多少受験勉強は苦手でも患者を救いたいという志のある医師を増やすべきだと思っている。

医学部入学は現役がいいか浪人がいいか

では医学部入学は現役がいいのか浪人がいいのか。どちらも一長一短ある。浪人時代が長ければ多少の挫折と社会経験ができるが、それでも勉強しながら仕送りしてもらって生活するのであれば、緩く甘い社会勉強に過ぎない。

一方、現役で入学すれば順調に進級すれば24歳で医師となる。体力も能力も伸び盛りである。しかし高校時代に進学校で勉強して、現役で医学部に入学したら、今度は試験ばかりで昔ほど自由ではない。

ではどこで社会勉強ができるのか。アルバイトをするにしても家庭教師でなく居酒屋にでも勤めれば、多少の社会勉強にはなるかもしれない。いろんな人との出会いを生かして、積極的に人と関われば、少しは世の中が見えてくるかもしれない。

高校、大学時代にアルバイトで学んだこと

私も地元の進学校に通ったお坊ちゃんであったが、高校時代に友人の吉仲（元東病院事務長）の勧めで夜間工事のバイトをしたことがある。熊本市中心部にある辛島公園の歩道下にある下水道の配管入れ替えのための穴掘り作業であった。

地下で配管が複雑に絡み合っており、ショベルカーなどの重機が使えない。人力でつるはしとスコップを使い、深さ4メートルまで掘り続ける作業である。地上からヘルメットに落ちてくる土砂のせいで息苦しく、繁華街の中心だけに真夜中ともなれば穴に向かってゲロする輩もいた。1時間に1回監視に来る現場監督から「ちゃんとやっているか？　ほら！」と4メートル上空から投げ入れられる缶コーヒーだけが救いであった。

夕方6時から朝6時までの12時間労働だったが、1日1万円のバイト代は高校生には良かった。でも朝方になると握力があきらかに落ちてくる。それを見た40代か50代と思える先輩作業員から「にーちゃん、手が震えているよ。少し休めよ」と声をかけられた。学校の運動部では全国大会

に出場したこともあり体力には自身を持っていただけに、自分の体力では到底通用しない社会があることを身をもって学んだ。この仕事を経験したことで、高校の勉強を頑張ろうと決心した。

大学は久留米だったので、地元熊本ではできないバイトを積極的にやってみた。昼間は「たこやき大阪」でたこ焼きを焼き続け、夜は「おしゃれ泥棒」というスナックでバーテンダーをした。今の医学部生は勉強で忙しいだろうから到底こんな時間はないだろうが、当時の不良医学生には「代返」という裏技があり、欠席した講義を出席したことにできたのだ。このバイト生活で学んだことは、時給５００円を得るのは実に大変だということだった。

新規開業したばかりの診療所の閉院が増えている理由

医師という職業に就くまでに自分ではそこそこの社会勉強をしてきたつもりであったが、医師になってからも、そして55歳の今でも世間知らずだと自覚することは度々ある。そもそも、医師は社会に出てからも基本的に周りから尊敬され、ちやほやされるので、世間知らずは一生治らないのかもしれない。

最近気になっていることがある。それは、熊本界隈でも新規開業したばかりの診療所の閉院が増えていることである。背景には、ついつい騙されてしまう世間知らずの医師の存在があるようだ。

私も開業医として20年間いろんな業者と会ってきた。いい人もいれば悪いやつもいた。最後までどちらかわからなかった人もいた。

特に開業医は医薬品、医療機器のみならず土地建物、電気機器、人材派遣会社など、ありとあらゆる分野の業者と会わなければいけない。多種多様な職業の多種多様な人物たちの善悪をどう見分けるかって？　見分けられるわけない。相手は金儲けのプロなのだから。医師でその金儲けのプロ集団に勝てるという人がいたら、医師を辞めて違う業種に転職した方がいいと思う。

金を出す前までは相手の話を聞いてもいい

長年病院を経営し、様々な業者と付き合ってきて、一つだけアドバイスできることがある。それは、金を出す前までは相手（業者）の話を聞いてもいい、ということだ。「金を出す前」というのは「契約を結ぶ前」ということである。「金を出す」、つまり業者と「契約を結ぶ」直前に、冷静になってそこでいったん立ち止まる必要がある。

いざ契約するときは自分だけの判断でしてはいけない。契約するのは商売相手であり、極端な言い方をすれば敵である。ビジネスパートナーなんて言葉があるが、バカ言っちゃいけない。パートナーとはどんなときでも自分の味方をしてくれる人間に使う言葉である。商売相手、取引先をビジネスパートナーだと勘違いしてしまうことがあるが、それだけは絶対に避けるべきだ。

例えば開業準備を進める勤務医の場合、働きながら商売相手に負けないほどの診療所経営の知識やノウハウを身に付ける時間はない。そこがプロ集団が付け入る隙となる。

だからこそ急いではいけない。少なくとも契約まではじっくりと時間をかけること。商売相手以外に信用できる相談相手を見つけること。それが重要だ。株の売買ではないのだから、焦る必要はない。新規開業を成功させる条件として、「今じゃないといけない」ということは基本的にない。これから何十年もかけて取り組む事業なのだから、じっくり検討することが重要だ。

では相談相手として有名銀行の銀行員なら大丈夫か、有名な医療経営コンサルティング会社のコンサルタントなら大丈夫か。バカ言っちゃいけない。そう信じている能天気な医師は開業は諦めた方がいいだろう。

仮に信用できそうな銀行や経営コンサルティング会社があるというならば、開業前に「連帯保証人になってくれ」と頼んでみるがいい。そんな申し出を受けるところはないはずだ。ニヤニヤして「先生、そんな無理言ってもらっては困ります」と逃げられるはずである。

ある勤務医が新規開業に至るまで

数年前に実際に耳にした40代の医師の話を参考までに紹介しておこう。

公的病院の勤務医であり、その分野では名医との評判で博士号もあり、大学医局では医局長も務めた経験もある人であった。公的病院に勤務していた頃は、その医師の外来は時間内に終わらないほど患者に人気があり、病院内の職員からも慕われていた。

その医師が担当している50代後半の男性患者がいた。定期的に外来を受診して検査を受け、薬を処方してもらいに来るごく普通の患者であった。その患者は診療が終わると愛想良く「先生にはいつも感謝しています」と礼を言う感じのいい人物だったという。

その患者が通院しだして半年ほど経った頃、診療の終わりに「先生ちょっと治療とは違うことですが」といつも通りの笑顔で話しかけてきた。患者は「実は私、医療関係の仕事をしていまして」と切り出した。「医療従事者ですか」と聞くと「主に新規開業のお手伝いをしています」と曖昧に答え、「これまでお世話になってきた先生なので、一席設けさせてください」と食事の誘いをしてきた。

一番たちが悪い「半分患者で半分商談相手」

このパターン、典型的なプロの手口と言える。最初は患者として知り合う。主治医ともなれば患者は大事にしなければいけないという医師の習性を利用して自然と「お近づき」となるのだ。最初は職業を経営コンサルタントとは言わない。経営コンサルタントと言うと医師が警戒するかもしれないからだ。医療関係の仕事といえば看護師、放射線技師、医療事務かもしれない。それならば今後の治療方針に関して何かヒントのようなものを言ってくれるかもしれないので、一応話を聞く気持ちにもなる。

「開業の手伝い」という柔らかい言葉もポイントだ。開業についての商談と言うとよほど開業を決めていないと話を聞いてもらえないので、あえて「手伝い」という言葉で警戒心を解いているのだ。

治療してもらっているのでお礼をしたい。実際に半年間は治療しているので少なくとも半分くらいは本当であろう。半分はビジネスの話かもしれないと思っても、一席くらいならいいだろうと思わせる。

この「半分患者で半分商談相手」というのが一番たちが悪い。でもここで覚えておいてもらいたいことがある。ビジネスの世界ではいったん商談に入ったら患者でも友人でも知り合いでもなくなる。商談が終わるまでは、商談（ビジネス）相手でしかない。

商談が終わった後で友人、知人に戻るかどうかは本人たち次第だが、あくまで商談中は商談相手ということが優先される。そのあたりの線引がよくわからないのが、医師の弱点である。

開業して良かったと感じている医師は多くはない

勤務医を続けていれば、開業という文字が脳裏に浮かぶことがあるだろう。40代、50代と医師として脂が乗り切っている時期ならなおさらだ。本当に開業を望んでいる場合は積極的にいろんな人から話を聞いてみるのもいいかとは思う。実際に開業して成功している医師も多数いる。

しかしその中で、本当に開業して良かったと感じている医師はそんなに多くはないのではないか。大抵の場合、我々の耳に入ってくる情報の多くは成功体験である。失敗体験、すなわち開業して失敗した話や後悔した話は聞こえてこない。

そりゃそうだろう。教授に勇気を振り絞って医局を辞める許可をもらって、同僚に引き留められながらも病院を辞めて、自分の将来のために開業する。そこで、開業後に「うまくいってません」とか「閉院しました」なんて言いたくないし、「開業しなきゃよかった」と後悔の言葉は絶対に吐きたくない。

悪魔の囁き1「先生なら開業すれば患者さんがたくさん集まるでしょうね」

開業を真剣に考えたことがない勤務医と、患者を装って医師に近づいた経営コンサルタントの話に戻る。

商談を始めるに当たって、初めての一席に経営コンサルタントが一人で来ることは少ない。コンサルタント会社の上司か、もしくは地元銀行の行員を連れてくるケースが多いようだ。まず宴席の初めに、「先生の話をしたところ、同席したいという者がいましたから」と、連れてきた仲間の紹介がある。

次いで連れに向かって「お世話になっている先生」だとか、「人気のある医師」だとかのお世辞まじりの紹介が始まる。話が進んだところである言葉とともに本題に突入する。その言葉とは

「先生なら開業すれば患者さんがたくさん集まるでしょうね」である。

こう言われると医師としては悪い気はしないが、この言葉こそ本当の意味での悪魔の囁きである。喜びを抑えつつも「本当に患者が集まるのでしょうか」と聞いてみる。「心配いりません。今の先生の外来患者数から考えると立地さえ良ければ問題ありません。こちらに参考までにある地域の医療機関の数、ライバルになりそうな診療所との距離、将来の患者数の推計など、一通り調べてあります」とデータ一式を渡される。

ここでちょっと待った。勤務医の時代の外来患者数と、開業してからの患者数はほとんどの場合関係ない。患者の多くは病院の名前で来院しているのであって、そこの勤務医が異動したり、開業したりしても付いてくる患者はごく少数である。

医師が元来理数系の人間であるのも弱点だ。ちょっとしたデータや数値を見せられると納得してしまうからである。でもそんなデータで開業が成功するならば、誰でも成功するはずである。一つの参考にしてもいいが開業の成功を確約してくれるものでは決してない。

悪魔の囁き2「開業資金のことなら心配いりません」

次は本丸である開業資金の話になる。土地を購入して、建物を建てて、医療機器を購入し、内装を整えるとなると億単位となる。だから経営コンサルタントの多くはちょっと郊外の住宅地近くを紹介することになる。冷静に考えるなら、開業は人の集まる街の中心地がいいに決まっている。でも街の中心地は土地が高く、勤務医からすれば投資リスクが大き過ぎる。そういう理由もあり、多くの場合郊外を勧められるのだ。

そこで次なる言葉が発せられる。「開業資金のことなら心配いりません」。石油王でもない限り億単位の金を出すのに「心配いりません」ということはないだろう。そこに真打が登場する。

その時同席している地方銀行員の出番である。経営コンサルタントが銀行員に尋ねる。「先生なら大丈夫ですよね」。銀行員も医師なら取りっぱぐれがないので、「ご用意できます」と答える。そのときもしその銀行員が「開業してこの額を借りても月々返していくのは本当に大変ですよ」とでも言ってくれたら、その銀行員を信じてもいいかもしれない。でも銀行員から見れば、安定収入が約束されている医師は可能な限りの金額の融資を行いたい上顧客である。しかもコンサルティング会社と打ち合わせの上で来ているのだから否定的なことは絶対に言わない。

悪魔の囁き3「開業までのことは全てお任せください」

でも、なぜ開業して失敗するかもしれない医師に貸せるのか。答えは単純である。銀行員としては開業が成功して借金を返済しようが、失敗して給与の高い僻地医療の勤務医となって返済しようが関係ないからである。事業の成否よりも、融資額と契約件数だけが彼らの成績を測るバロメーターなのである。

開業資金の問題が一段落すればここからはコンサルティング会社の出番となる。お金はどうにかなると言われても、いざ開業するとなると不動産会社はどこにするか、設計士、建設会社はどこにするか、医療機器はどこから購入すればいいのか、決めないといけないことが山積となる。

病院勤務をいったん辞めて、2年ほど開業に向けての計画をゆっくりと練ればいいのだが、開業する前にできるだけ資金は作っておきたい。そこでコンサルティング会社の思う壺にはまる。そこで次の言葉が出る。「開業までのことは全てお任せください」。

この言葉が発せられた時点で、勤務医に会う前から既に不動産会社、設計士、建設会社は決定済みなのである。そりゃ「お任せください」になるだろう。でも決定権は先生ですよと言わんばかりにカラーの美しいパンフレットが登場する。

そのパンフには3パターンほどの建築物と診療所内部のイラストが描かれている。「この中から先生がお決めくだされば、開業時期に合わせて私たちが土地、建物、医療機器などを早急に揃えます。先生は開業直前まで勤務医を続けることができます」。そりゃ不動産会社で土地が決まっていて、設計士、建設会社が決まっているならば話は早いに決まっている。勤務医としては、まんまと罠にはまっていることに気づかず、「早ければ来年には院長か」と気持ちが高ぶる。

医療従事者はほとんどが「性善説」の中で仕事をしている

一生に一度の買い物をそんなことで決めてはいけません。病院の一部分の増築でさえも、まずは複数の設計事務所にこちら側の増築案を出して募集する。そしてプレゼンテーションをしてもらい、見積もり額と設計案を検討して設計事務所を決める。決まった事務所と数回にわたり検討を重ねてようやく設計図ができる。ここまでの期間でも半年から1年は時間を要する。

途中で折り合いが悪くなることだってある。そうなるとふりだしに戻る。大まかな折り合いがついてから建設会社の選定、入札が始まる。ここまででさえ、なんだかんだで2年程度は要する。この過程を経てやっと増築が始まる。たとえ診療所であってもこれを半年や1年で終了すること自体がおかしい。

新規の診療所の場合、土地の問題が最も大きいと思う。借地なのか購入なのかは慎重に決断しなければならない。借地の場合には地主とのしっかりした契約が必要である。診療所の借地契約年数が終わって更新するときに、足元を見られ借地料を上げられることも珍しくない。

この地主が悪徳かといえばそうとも言えない。これがビジネスだと言われればその通りである。最初の契約時に将来のことまで考えて契約しなかった方が悪いとも言える。医師をはじめ、医療従事者はほとんどが「性善説」の中で仕事をしているが、世の中には「性悪説」を基本に対処していかないとすぐに騙されてしまう世界もあるのである。

ちなみに、この勤務医は開業後、自腹を切りながら経営を続けたものの、結局は多額の借金を背負い閉院した。

一から開業はかなりギャンブル性の高い勝負

だから開業するな、と言っているわけではない。自分の所有する土地があり、運転資金も十分にあるならば多くのリスクは回避できる。しかし、土地から購入して、全てが一から開業となれば、自分はかなりギャンブル性の高い勝負に出るのだと理解してほしい。もちろん全ての業者が悪徳ではないし、親身になってくれる経営コンサルタント会社や銀行もあるだろう。

なお、ここに紹介したケースは勤務医から聞いた話だけをまとめたのではない。このケースとは無関係ではあるが、新規開業に関わったある銀行員からも話を聞いている。

その銀行員によれば、「私たちの立場では開業しようとしている先生から、『この計画で大丈夫でしょうか』と聞かれてもだめでしょうとは絶対言えない」とのことであった。その銀行員は、「本当は一つの銀行だけでなく、別の銀行にも相談すればこの開業計画がうまくいくかどうか、より客観的に判断してもらえるのに」と話していた。

世間知らずだと自覚して社会と接すれば過ちを回避できる

医師は、自分は世間知らずだと自覚して社会と接すれば、大きな過ちを事前に回避できると思っている。私たちが接する患者さんも、テレビやネットで得た〝なまじっか〟な知識を基に診療方針の要望される方は視野が狭く、間違った方向に進みやすい。がんの治療でエビデンスもないのに民間療法に行ってしまう方がその典型だ。だから、そもそも社会勉強が圧倒的に足りない医師が、自分だけで得た〝なまじっか〟な知識で業者に立ち向えば、待ってましたとばかりに騙されてしまうのは、当たり前のことだと言える。

私の自戒の言葉として「吾唯知足」がある。「吾唯足るを知る」――。「欲深い私のような者は、もう十分に足りていることを知りなさい」ということだと自分なりに解釈している。

一方で、「足らざるを知る」という言葉もある。簡単に解釈すれば自分が未熟であることを知りなさいという意味である。一見相反するものに思えるがそうではない。欲を持つことは悪いことではないが、欲にとらわれ過ぎてはいけないということである。

私ももう「天命を知る」50歳をとうに過ぎて、宿命は理解したつもりである。それでもまだまだ世間知らずだと思っている。自戒の念を込めて、この言葉を常に忘れないようにしていこうと思っている。「足らざるを知りて、足るを知る」。

Part 2

よりぬき「“虎”の病院経営日記」

日経メディカル Online の連載コラム、『東謙二の「“虎”の病院経営日記」』は、2008年5月にスタート、連載は180回を超え、現在も続いている。ここでは、よりぬいた20本（最後の2本は「虎のメディクイズ」）を収録した。
（文中の肩書などはブログ掲載当時のものです。）

ゾッとする診療報酬改定を面白くする法

2008
6・20

「診療報酬改定で、おたくはどれくらい下がった？」なんて会話がちょうど今頃、全国の開業医の間で交わされていることでしょう。まるで大阪のおっちゃんたちが「もうかりまっか？」と挨拶し合っているみたいですが、そんな会話を楽しんでいるわけにはいきません。私の病院も2年ごとの診療報酬改定のたびに経営が大変になってきているからです。

4月に道路特定財源が一カ月間廃止されたとき、全国のガソリンスタンドでドライバーたちが大騒ぎをしていました。そのニュースを見て、お医者さんはなんて大人しいんだろうと思いました。やられっぱなしばかりじゃ癪です。毎度毎度の診療報酬改定を経営に〝生かす〟方法について、今日は話してみたいと思います。

酔っ払いから説教されて

自分で言うのも変ですが、私は元来ぼっちゃん育ちのせいなのか、経営とか診療報酬とかは大の苦手でした。そのため、川崎医大の川﨑誠治副理事長や矢野経済研究所の遠藤邦夫氏に、無理やり海外まで病院視察に連れていかれたりもしました。夜は現地で「おまえもちゃんと経営しろ!」と2人の酔っ払いから説教まで受ける始末でした。

そんなこんなで海外のいろんな病院を視察してみると日本とはかなり違うなあという印象を受けました。病院とデパートが一緒になっていたり、病院と葬儀場が一緒になっていたりと、日本では考えられない斬新な工夫も発見することができました。

〝酔っぱらい〟たちの説教もあって、私自身も自分の病院でいくつかの小さい経営の工夫は試みています。無線機屋さんに行って病院内で使える携帯端末を探して管理職に配ったり、大分の別府杉乃井ホテルが、一つしかない朝食会場で2000人近くの宿泊客を待ち時間なく誘導しているのを見て、外来事務と外来看護師に患者誘導をスムースに行うためのインカムを持たせたりもしました。

事務方以外の現場スタッフにも学んでもらう

さて、2年に一度やって来る診療報酬改定ですが、私が理事長を辞めるまで、毎回大量の資料を読んで、何度も講習会を聞きに行くなんて考えただけでもゾッとします。4年に一度のオリンピックの倍の頻度で、この嫌なイベントがやって来るのは耐えられません。と考えた末に思いついたのが、「一人でやろうとするから面白くない。みんなにやってもらおう」ということでした。いつもの「いい加減経営」です。

まず、2月頃から送られてくる膨大な資料を、院内の各部署別に仕分けます。例えば、外来に関係する点数の資料、リハビリに関係する資料、レントゲンに関する資料などなど。複数の部署にまたがるものや、どこの部署か迷う場合は、コピーして関係あると思われる部署全てに配ります。

その後、各部署の長に、関係する点数の資料と医科点数表の解釈の本（前回改定後に出版された本）をどんと渡して、「ちゃんと講習会などに出席して勉強して、今回の改定でどこがどう変わったかをレポートにしなさい」なんてことを言うのです。

院内携帯端末や外来インカムを始めたときもそうだったのですが、新しいことを始めようとすると必ず反対が起きます。病院内で携帯端末を使ってよいのかとか、インカムなんてマクドナルドみたいで嫌だとか……。もちろん診療報酬改定のときにこのやり方を始めた当初も、今まで医科点数表なんて見たこともない部署では反対運動が起きました。「点数は事務スタッフだけが知っていればよいのではないのか」「なんで現場スタッフの俺たちが診療報酬の本を見ないといけないのか」などと不平不満をもらす職員も少なくありませんでした。

価格を知らない販売員からテレビを買うか？

そんなことを言う職員には私はこう説明しました。「例えば、あなたたちが電気屋さんにテレビを買いに行ったとします。そこの店員がテレビの使い方は説明できるけど値段はわからないと言ったら、その店でテレビを買いますか？」。

こんな屁理屈のような説明をして、無理やり仕事を押し付けたわけですが、最初のうちはかなり抵抗感があったようです。しかし、次第に現場スタッフも興味を持つようになっていきました。数度の診療報酬改定を経ると、この時期が近づくと各職員が自発的に勉強をするようになり、院内勉強会で各部署が「新しい診療報酬への対応法」を発表するようになりました。

今年の改定では、外来部門からは再診料と外来管理加算の取り方、病棟部門からは退院加算と退院支援計画作成加算の取り方、手術部門からは虫垂炎の手術で周囲膿瘍を伴う場合の加算の取り方などについて職員から発表が行われました。もちろん、現場スタッフが調べた中には、解釈が間違っているものもあります。でも、そのときは事務方が正しい解釈を説明することで、診療報酬の知識がついていきます。知識がついてくると、一つ一つの診療行為を医療面だけでなく、経営面からも見る力が備わってきます。今では診療報酬改定は、2年に一度の職員全体での経営研修という位置づけです。

当初は「1点というのは何円ですか？」と言っていたスタッフが、現在は「先生、これはちゃんとカルテに書いてくれないと52点が取れませんよ！」と注意するまでになっています。挙句の果てに「院長はあてにならないから、自分たちがしっかりしなきゃ」なんて言われています。

私が飛行機とヘリの免許を持っている理由

2008
10・7

8月に終了した日経メディカル オンラインの内山伸先生のブログ「ハーバード留学日記」を楽しく読ませていただきました。読みながら、とてもうらやましく思いました。私は大学医局時代も酒を大量に飲む以外の才能はありませんでしたので、教授から海外留学のお声はかからず、九州各地の病院の救急部門で働きづめだったからです。

飛行機の免許を取った本当の理由

海外留学の経験のない私でも、実は医学以外での〝留学〟ならあります。高校卒業後、パイロットになるためにアメリカへ行き、しばらく現地滞在をしたのです。そして、20歳のとき、飛行機（一般にいうセスナ）の免許とヘリコプターの免許を取得しました。いろんな人から「どうして小型機免許を取ったのか」と尋ねられることが多いのですが、いつも面倒臭いので病院が航空身体検査をしているから……と適当に答えています。しかし、本当の理由は私の親父・東謙一にあります。

親父の趣味は、いやいや趣味以上かもしれませんが、飛行機です。そして彼は、俗にいう〝飛行機野郎〟です。少年時代、陸軍幼年学校に入学、陸軍航空隊への入隊を目指しているときに終戦を迎えました。医者になってからも大空への情熱は失せることなく、小型機のパイロットとなり、その上、仕事として空を飛ぶことができる事業用免許、パイロットを育成することができる教官免許まで取得しました。もう、取得する免許がなくなったと思ったら、次は複数のエンジンを持つ双発機、水上飛行機の資格まで取りました。さらに、診療の合間にも飛行機のプロペラ、計器などの部品を展示するために病院の横に私設の航空医学研究所を作り、パイロットの航空身体検査を始めました。研究所の屋上には本物の飛行機を置くという〝エンスー〟ぶりです。そしてついには、仲良しの航空大学校の土屋正興教授（当時）と共に『航空医学と安全』という本まで出版ました（編集部注：同書の改訂版が『航空医学』という書名に変更されて、鳳文書林出版販売から2008年7月に出版されています）。

親父は、私に高校時代から飛行機乗りの訓練を始めました。晴れた日曜日には「よし、今日は視界がいい。飛行機日和だ。謙二、行くぞ！」と熊本空港に〝連行〟されました。当時私は高校のホッケー部のキャプテンをしていましたが、試合があっても飛行機の訓練に連れていかれたので、部員たちには迷惑をかけていました。「試合に来たり来なかったりする気まぐれ主将」と他の高校のチームからは思われていました。私も飛行機に乗ること自体は楽しかったのですが、コクピットで息子そっちのけで過剰なまでに楽しんで操縦している親父を見ると、ちょっと冷めてしまいがちでした。

医学部に落ち、単身アメリカへ

そんな私が飛行機の免許を取るきっかけとなったのは医学部受験の失敗でした。しょんぼりしている私に親父は、「医学部に落ちるなんてつまらんやつだなー。どうせ暇なんだから、アメリカに行って、飛行機の免許でも取ってこい！」と言い、ぽんと渡航費と免許費用を出してくれました。

そういった経過で、パスポートを取って、単身アメリカに向かいました。まずロサンゼルス国

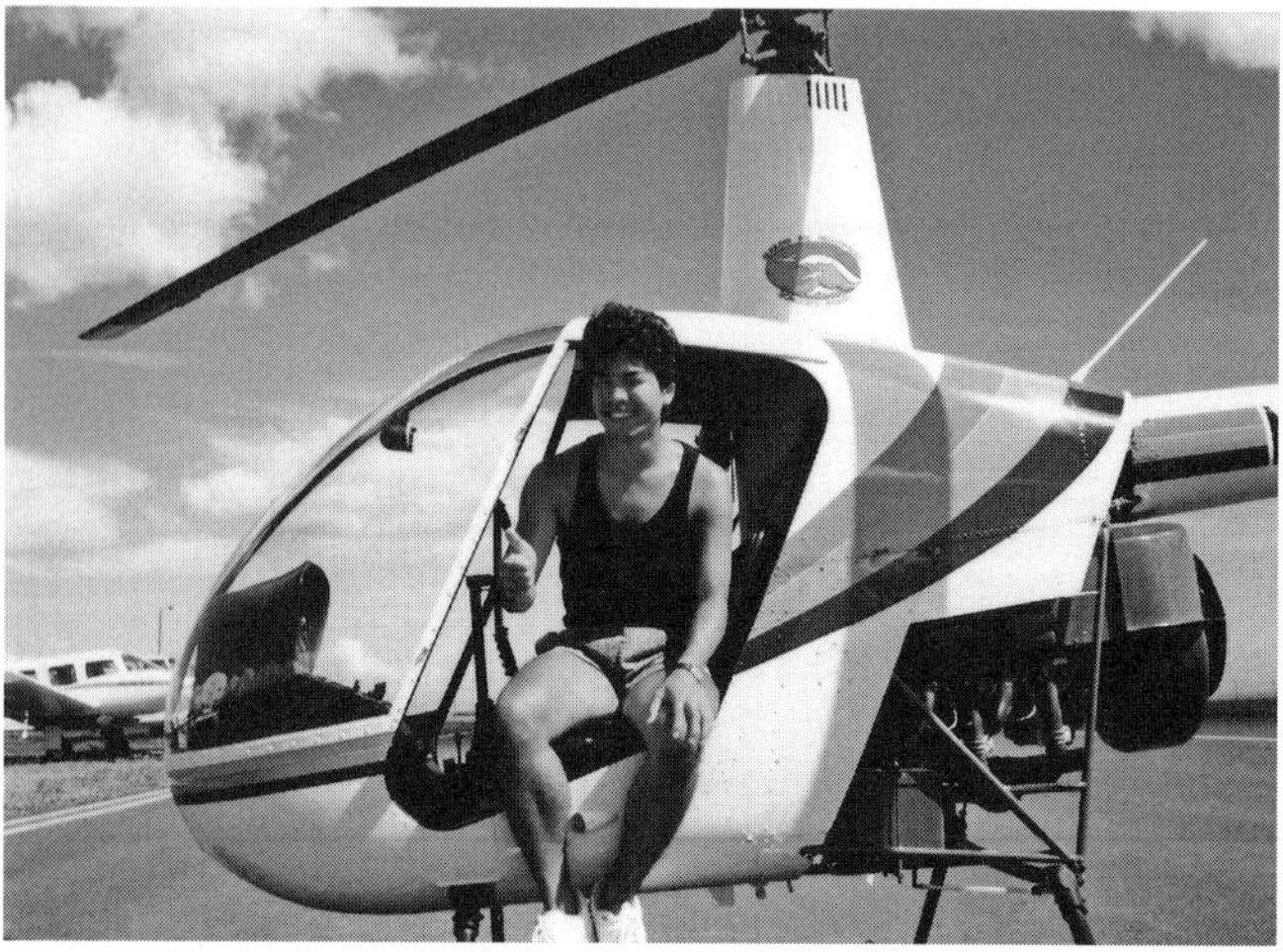

際空港の入国審査でつまずきました。なんせ無職の上に宿泊先も決まっていなかったため、不審者として空港からロサンゼルス警察に身柄引き渡しとなりました。色々調べられて、結局、訳がわからないまま航空留学生という身分になって無事釈放されました。それから、「モーテル6」という宿に向かいました。マンスリーで借りることを受付で伝えると、いかつい黒人スタッフから、「なんだこの小僧」といった感じでにらまれたこと覚えています。

次の日からパイロットの学校探しを始め、ロサンゼルス郊外の砂漠の中にあるチノという空港で講習を受けることに決めました。講習はまず、朝、格納庫から訓練生自身が手動で飛行機を引っ張り出すことから始まります。毎日約6時間の練習でヘトヘトでしたが、それ以上にきつかったことは、教官から宿舎の同室者まですべて周りの人が外国人で、日本語を話せる人もいないことでした。宿舎の同室者は真面目なスイス人と超いい加減なイギリス人でした。潔癖症のスイス人ジムと真夜中でもロックを歌うイギリス人マックスとは、毎晩お互いなまりのひどい英語でケンカをし、必ず最後はどちらも「意味わかんない！」と言って、ふてくされて寝ていました。

しかし、スイス人とイギリス人、そして日本人（私）の3人で毎晩ジャックダニエルを1本ずつ飲んでいるうちに、だんだん気心が知れてきて、相手がどうして怒っているのか理解できるようになり、同時に航空英語も段々理解できるようになっていきました。結局、約3カ月の練習で無事小型機とヘリコプターの免許が取れました。

立場が違えば考え方に相違があるのが当たり前

やぶれかぶれの〝留学〟でしたが、振り返ってみると、親父の気まぐれな教育方針のおかげで貴重な経験ができたことに感謝しています。今、病診連携や救急医療の体制整備などで、現場レベルの連携がうまくいかないケースが多いですが、その原因として、それぞれの立場の違いから医療連携や救急医療に対する考え方に大きな相違があるということが挙げられます。でも、考え方に相違があるのは当たり前のことです。高次機能病院と中小病院が同じスタンスにあるなんてあり得ないわけですから。それを前提に、目指すべき目標を統一しようとせず、お互いが少しずつ妥協していく必要があると思います。同じ日本人同士ならば、アメリカで私が一緒に過ごしたスイス人やイギリス人ほど、文化や思想の違いはありません。私の経験では毎晩ジャックダニエルを1本ずつ飲んで3カ月もすると、別れるときには、人目もはばからず空港で抱き合って涙を流すほどの仲になることは実証済みです。

東京は今日も雨だった……

2009
7・22

東病院は航空身体検査指定機関でもあります。JALやANAの定期便パイロットは年に2回、指定機関（病院など）で検査を受けることが義務化されていますし、個人的に趣味などで飛行機を操縦するパイロットも年1回の検査が必要です。その検査を行う指定医にも3年に一度、羽田空港内で行われる講習会への出席が義務化されています。パイロットの診断基準は普段我々が行っている一般診療の診断基準と全く違います。例えば、血圧の基準にしても航空身体検査では合格ラインは160／95未満です。パイロットに説明するときも「合格ですが高めです」なんて変な説明をしています。独特な基準であり、しかも時折改定されるため、指定医は定期的な講習会で勉強する必要があるのです。

まさかこの雨の中、野球を……

6月の梅雨のまっただ中、その講習のために上京しました。熊本から東京に行く場合は当然、飛行機を使います。地方からの飛行機は羽田空港の一番端のターミナルに着くのでちょっと頭にきます。遠来の客に長い廊下を歩かせるなんて不公平だ、などと思いながらエスカレーターに乗ります。しかし今回は足取り軽く到着ロビーに向かいました。丸一日の講習会はブルーですが、講習会の前夜にとある友人と飲む約束があったのです。ところが空港の外はうす暗く雨。何となく得体の知れぬ不安がこみ上げてきます。

モノレールで浜松町駅に着き、宿にチェックインするや否や友人からメールが届きました。「大江戸線で青山一丁目に来るように」。うーん青山っていうとブティックが並んでいるおしゃれな街。男2人でショッピングなのか。不思議に思いながら青山一丁目の駅に着き、指定された5番出口から階段を上がると殺風景な交差点に出ました。あれ、これは熊本の運動公園みたいな風景だ。青山といえばセレブといわれる人が歩いており、おしゃれな女の子が行き交うのだと勝手に想像していたので、しまった裏口に出たのだと思いました。しかし、傘を差した細身のダンディな友人が目に入りました。挨拶もほどほどに「さあ、行こうか」と言われ、神宮の森の中、足早に歩く彼の後をついていきました。程なく着いたのはなんと神宮球場。「まさかこの雨の中、野球を観るわけではないよね」と恐る恐る友人に尋ねると「もうチケット買っておいたから」と即答。きつねにつままれたとはこのことだ、と思いながら球場の中に入りました。

「こんな日に野球をやるな!」と野村監督

照明のカクテル光線は思いの外きれいでしたが、重く垂れ込めた雲は照明の最上部も隠すほどで、小雨ながら雨は非情にも我々を濡らし続けます。シートは水浸しで傘だけではずぶ濡れになってしまうのでレインコートを購入しました。その日はまだ交流戦の時期、試合はまさかのヤクルト対楽天。私が阪神ファンであることは百も承知の彼なのに……。生まれて初めて阪神の試合以外を、雨の球場で観る羽目になりました。友人も中日ファン。なぜここに2人でいるのかわからないまま試合が始まりました。楽天側のシートなので一応泣く泣く楽天を応援するもヤクルトのワンサイドゲーム。途中友人の仲間たち（この雨の中、球場に集まる彼らもある意味異常です）が加わった頃には、生ビールは雨が注ぎ込みビールの水割りになるわ、おつまみのするめは雨のしずくでふやけるわで試合途中で早々に退散しました（それでも7回まで観戦しました）。

ちなみにこの日、野村監督は「こんな日に野球をやるな！」と審判団に愚痴をこぼしたと、翌日のスポーツ紙は報道していました。

新宿の居酒屋に移動して、焼酎を飲み始めてからようやく生き返りました。彼にまず尋ねたのは、なぜ神宮球場だったのか。「いやー、初夏に夜風に吹かれながら外でビール飲むのも一興かと考えて」との答え。まずここから間違っている。夜風に吹かれるというのは、あくまでも体感温度として涼しく感じる場合に使われるべきものであり、あまりに寒くて温かい肉まんが異様においしく感じるときに使う言葉ではありません。さらにレインコートを着るほどの雨の中では「夜風に吹かれる」のではなく、どちらかといえば「嵐に遭った」との表現が適切です。それに野球を観るなら、東京にはドームという屋根のある球場があったはず。しかし、もしかしてかなり前からチケットを購入しておいてくれたのかもしれないので一応聞いてみました。「ああ、チケットは今朝、仲間に買ってきてもらったよ」。うーんさらに不可解な答え。東京は朝から雨の予報。私の小さい右脳をどんなに働かせてみてもわからない。だんだん酔いが回ってきて、結局、夜遅くまで初対面の彼の仲間と、経済の話から医療に関わる話、さらには結婚観に至るまで幅広く歓談しました。

新宿三丁目から新宿駅ではない方向に

明日の講習会に備えて、彼にそろそろ「帰ろう」と言おうとしたら、「東京では、この時間まで飲むと電車もなくなるので、朝まで飲んじゃうんだよね」とのたまう。いえいえ私は近くにホテルを取ってあるので、と言う間もなく、彼は1軒目の店を精算し歩き出しました。しばらく歩いて小さな路地に入りました。回りを見回して「あれ、間違ったかな」と言っていたのでどこに行くのか聞いてみると「僕の中学時代の同級生がいる店」。彼の元彼女でも紹介されるのかと思い、私の悪い癖でちょっと顔くらい見てみたいと好奇心が湧いてきたので一緒に店を探しました。

「あった。このSという店だよ」。その日彼の一番輝いた笑顔を見ました。こんな笑顔を生み出す彼女とはどんな女性なのか。私の好奇心は否応なく高まります。しかし、スナックのドアを開けた瞬間に、今日羽田に着いて雨を見たときに抱いた不安な気持ちが正しかったことを実感しました。

「あ〜ら、せんちゃん」。マツコデラックス似の彼、いや〝彼女〟の野太い声が店に響きました。私は不安な気持ちを取りあえず拭い去り、笑顔を作ってカウンターに座りました。W大政経卒の〝彼女〟はさすがに人を見抜く洞察力は鋭く、友人の彼が〝彼女〟に惹かれるのも理解できなくもないと思いました。しかし、いくら田舎者といえども、新宿三丁目から新宿駅ではない方向に歩き出したときに、その筋の店だと予測できなかった私は、なんと危機回避能力のない男だろうと思い知りました。翌日、ひどい二日酔いながら、羽田空港内できちんと講習会を受けて熊本に帰りました。その飛行機の中で昨晩のことを振り返りました。友人は、私に「まだまだ世の中を知りなさい」ということを教えたかったのかも。私のブログでは名前を伏せることは珍しいのですが今回は彼の会社に与える影響を考え、あえて友人ということにさせてもらいました。でも本当に楽しい飲み会でした。日経メディカル編集部の皆様ありがとうございました。あれれ、じゃあ「せんちゃん」って言ったら千田編集長ってバレバレになっちゃったかな。

以上が、千田敏之氏、当時日経メディカルの記者だった久保田文氏とお会いした初期の頃のエピソードです。それからもお二人には、ブログの編集や、書籍の出版など、ひとかたならぬお世話になりました。

真冬の椿事。東病院、警察から感謝される

2010
1・25

ガッシャーン!!! 12月21日午前3時、病院周辺に大音量が響きました。何の音だろうと、寝ぼけ眼をこすりこすり自宅（病院の裏が自宅です）の部屋の窓からのぞきました。なんと病院横の家の辺りから白い煙が出ています。隣の家だとしたら、うちの病院がかかりつけのあの老夫婦やないか。様子を見に行かねば。まだ眠く重い身体にジャンパーを羽織って、寒々とした屋外に出ました。パトカーのサイレンが鳴り響いている中、そこで見たものはガス爆発でもボヤでもありませんでした。病院前の道路の脇に立っている電柱に、車が正面から突っ込み、フロント部分が真っ二つになっていたのです。警官2人と共に走り回っているのはうちの病院の職員でした。こりゃ大事故だ。完全に目が覚めました。

事故車からけが人を続々救出

まず後部座席から血だらけの若者一人を警官とうちの看護師が一緒になって引きずり出しました。まだあと2人が車に残っています。ちょうどその時、ボンネットからボッという音とともに火が出ました。看護師が「消火器、消火器」と叫びながら、急いで病院に駆け込み、他の職員と一緒に消火器を持ち出してきて、その火をすぐさま消しました。その頃になって、消防車と救急車が到着、血だらけで意識が朦朧としている一人目を救急車に乗せて済生会熊本病院に送りました。その後もレスキュー車や、パトカーが続々と到着、病院前の狭い2車線道路は緊急車両で完全に塞がれました。

次に事故車の助手席に残っていた2人目をようやく引きずり出し、ストレッチャーで東病院に運びました。しかし、事故車には運転席にもう一人残っています。ただ、私たちが動かそうにもハンドルと座席に完全に挟まれて搬出できません。そこで、レスキュー隊が器具を使って救出にとりかかりました。私はいったん病院に戻り、2人目に救出した若者の応急処置に取りかかりました。20分ほど経つとレスキュー隊員が処置室にやって来て「すぐ来てくれ」と言いました。そこで現場に再び戻りました。事故車の中で挟まれたままの運転手の若者は、レスキュー隊によりハンドルが外されたことで少しだけスペースができ、上半身が少し動くようになっていました。でも下半身はまだ挟まれていて搬出はできません。レスキュー隊員から「意識が落ちている。どうしたらいいか」と聞かれました。事故から既に1時間ほど経過しています。レスキュー隊も後部座席側からハンマーや電気のこぎりなどを使って必死に、若者を搬出するためのスペースを作ろうとしているのですが、車に食い込んだ電柱が邪魔になってうまくいきません。まだまだ救出には時間がかかりそうです。

あちこちの病院に電話するも受け入れ先見つからず

そこで、とりあえず酸素ボンベを病院から持ってきて、若者にマスクを装着し酸素を流しました。さて、あとは輸液のルート確保をどうするか。運転席の窓ごしに手をさし入れると運転手の右腕がつかめました。よし、これを引き出してと思ったら、「ウアー」と若者が痛みを訴えました。しかたなく痛まない程度に前腕だけ引き出して駆血帯を巻き、救急隊に懐中電灯で照らしてもらいながら運転席に私が頭を入れて、腕を直接見ながらルートを確保しました。気温4℃の寒空の下、運転手は低体温になっていました。その後レスキュー隊が座席を外すことに成功して、若者を車から引きずり出して外のストレッチャーに乗せることができました。血圧は保たれていましたが下半身が不随になっており、3次救急の病院に送ることに決めました。ホッと一息つきましたがここでさらに問題が起こりました。病院前の狭い道路に消防車やパトカーがひしめいており、肝心の救急車が近くにいません。救急車はなんと50メートルも離れたところに止まっている。東病院の救急車も出せない。なんてこった。

すぐ警官を呼んで、救急隊の救急車が通れるようそれ以外の車両を病院の駐車場に全部入れるように指示しました。車両の大移動が始まり、しばらくして救急車が事故車の近くに来ました。さて済生会熊本病院に送ろうと電話したら、まださっき送った1台目の救急車の患者に対応しており受け入れられませんとの答え。そうか、1台目のことをすっかり忘れていた。救急隊員があちこちの病院に電話するもなかなか受け入れ先が見つからず、ようやく東病院からかなり離れている熊本赤十字病院が受け入れ可能ということになりました。救急隊員から「じゃあ先生も一緒に」と言われ、救急車に乗り込んで日赤病院に向かいました。

昔お世話になった警察署から感謝状

救急車から降り、日赤で待ち受けていた医師にバイタルと外傷性気胸の可能性、脊髄損傷の疑いなどをぺらぺらしゃべっていると、なんか医師たちの表情がポカーンとしていることに気が付きました。あれ？　俺何かおかしいか？　そこでやっと気がつきました。白衣を着ていなかったのです。彼らから見たら、私服の変なオヤジが医学用語を興奮してぺらぺらしゃべっているとしか映っていなかったようです。「俺、東病院のアズマです」と言ったら、「ああ、ご苦労様」と彼らも納得して、ストレッチャーで患者を中に運んでいきました。

日赤を出て東病院に戻ったときには、既に外は明るくなっていました。病院では白衣が血液と油で汚れた坂口看護師と坂松看護師が待っていました。2人に「ご苦労さん」と声をかけたとき、彼らの足元に目が行きました。白衣同様2人のシューズも泥と血で汚れていました。「それはもう使い物にならんぞ。新しいのを買いに行きなさい」と感謝の気持ちを少しだけ手渡しました。みんな疲れてはいましたが、どうにか3人のけが人を救出した安堵感から、「大変だったねえ」とにこやかに談笑していました。病院の目の前でこんな大事故が起こるなんて一生のうちでそう何度もないでしょう。それにしても、なぜ最初からパトカーが現場にいたのか、そもそもなぜこんな直線道路で電柱にぶつかったのか、冷静になって考えたら色々な疑問が湧いてきました。自分自身の精神状態についても、ボンネットから火が出たとき、爆発の危険性はあったはずなのに、全く恐怖を感じなかったのも不思議でした。翌日の新聞を読んで、いくつかの疑問が氷解しました。信号無視した車がパトカーに見つかり逃走、パトカーを振り切ろうとスピードを上げて走行中に、東病院前の電柱に激突したとのことでした。

年が明けて熊本南警察署から連絡がありました。感謝状を授与するとの知らせでした。かつて小悪事を働き、怖い警察官に腕をつかまれ連れていかれた警察署に、二十数年経って感謝状をもらいに行くことになろうとは……。「人生はわからんもんだねえ」と話しながら、吉仲事務長と連れ立って〝再び〟２人で南警察署に向かいました。そして、１００人以上の署員の前で松本一幹署長から照れながら感謝状を受け取りました。でも、この感謝状はなんといっても、真冬の屋外で救命活動や消火活動をした勇敢な看護師たちのものです。病院スタッフのポテンシャルを実感できた、年末年始の椿事でした。

「そうだ、京都に行こう！」「ぜいたく言うな！」

2011
3・8

「ぜいたく言うな！」。小さい頃に親からよく言われた言葉だ。それを今、サントリーの缶コーヒーのCMで大森南朋が、政治家を批判しているテリー伊藤に向かって叫んでいる、かと思えば壁に向かって叫んでいる。「ぜいたく言うな！　いろんなことがこんがらがってこうなっているんだから、今すぐは無理だ。改革したら改革したで、それを批判するくせに」。じっくり聞くと至極まっとうなセリフだ。

総理大臣になりたい？

確かに政治、経済、医療に関してもいろんなことがこんがらがってしまい、気炎を上げているのはテレビの評論家ばかり。実際に動かしている方は大変である。昔は、「将来何になりたいですか」と先生に尋ねられたら「総理大臣！」と答える子どももいたけれど、今はどうだろう。

総理になっても批判ばかりされて、何か政策を実行しようとしても必ず抵抗勢力が出現し、実現不可能になり結局何にもできない。そんな総理にはなりたくはないが、今の時代誰がなっても同じ結果だろうと、心の中ではみんな思っている。こんな時代に「よし、俺がやったらうまくいく」なんていう人間はほとんどいない。だから批判する側に回った方が安全だ。だから〝ぜいたく言うな〟という男の言葉が新鮮に感じられるのだろう。

龍安寺の石庭にまつわる話

ところで、京都に行けば必ず立ち寄るお寺がある（でもこのごろは学会とかが京都でないので行けないのがつらい）。応仁の乱の東軍総帥でもあった細川勝元が１４５０年に創建した龍安寺である。石庭（方丈庭園）で有名なお寺だ。

石庭については、15個の石が見えるの見えないのといろんな意見があり面白い。「方丈（本堂）」の広間の真ん中に立つと全部見えるという話だが、そんな奥からでは庭自体が見えない。

今はもう、龍安寺に行っても石を数えないようにしている。一説では15個（15は仏教で完全を意味する。十五夜＝満月もその意からとか）は見えず、不完全だからこそいいとか、完全の一歩手前だからいいとか、様々な禅の解釈があるようだが、私の頭では到底理解できない。面倒だから石は数えない、という私のような不届き者の考え方さえも、禅の思想的にはなんらかの理由が付きそうだ。

この石庭にはもう一つ別称がある。何やら龍安寺の話になると止まらなくなってきた。それは「虎の子渡しの庭」だ。単に散在する石だからそう呼ばれているのかもしれないが、中国の説話「虎の子渡し」に結びつけての別称だという。

３匹の虎の子には必ず１匹はどう猛なのがいて、子虎だけにすると他の虎の子を食べてしまう。母虎が虎の子３匹を川の対岸に渡らせる際、子虎を１匹ずつしか運べないとしたら、何回行き来しなければならないか——というのが、「虎の子渡し」の説話だ。実は私は３人姉弟の末っ子（姉２人）で、虎というあだ名ではあるが、姉の方がよっぽど虎。もし、私と姉たちだけを置いておいたら食べられてしまうという設定にしたら、果たして謎は解けるかな……。

吾唯足るを知る

話が脱線してしまったが、実は私が龍安寺で最も好きなのは、この石庭ではなく、方丈の北側の軒下にある、手洗いの水が張ってある銭形の石のつくばいである。中心が四角でこれが漢字の口を表し、それを囲むように4つの文字が彫られている。口の字を共用して全体で「吾唯知足」という言葉を造形している。

つまり「吾唯足るを知る」。不十分さばかりにとらわれず、満足することを知りなさいということだそうで、初めて見た時に心を打たれた。ちなみに、このつくばい、水戸黄門が龍安寺から本を借りたお礼に寄進したものといわれている。ただ、置いてあるのはレプリカだそうだ。

話は戻って、冒頭のサントリーのCM、15秒版の方は最後、大森がカンニング竹山に「ぜいたく言うな！」と言うと、「言ってないって」と竹山が不満そうに言い返してオチる。実は足るを知っているのは政治家の話を聞いている一市民、竹山ということなのか。なかなか意味深く、小気味の良いテレビCMだと言えるのでは。なんか、京都の話を書いたら、久しぶりに祇園で飲みたくなりました。そうだ、九州新幹線も全線開通するし、京都に行こう！　いやいや「ぜいたく言うな！」ですよね。

虎、経営の先達に学ぶ

2011
9・6

平成24年度診療報酬改定に関する講演会があちこちで開かれ始めた。次期改定がプラス改定になるのか、ゼロ改定になるのか――。「先行きは不透明」というのが現時点での大方の意見である。東日本大震災を受けて、医療費をはじめとする社会保障費についてなんらかの見直しが必要なのは当然なのだから、厚生労働省もすぐには結論を出してこないだろう。彼らが何も変えてこなかったら、さすがお役所仕事、と言わざるを得ない。

福岡に出かけて先輩の経営哲学を拝聴する

そういう私の病院も、大震災を受けて変わらなければお役所と同じだと思っている。そこで、これからの経営方針についてじっくり検討してみようと考えた……なんて言ってみても、足りない頭をどうひねってもいいプランは出てこない。ここは優れた経営哲学を持っている先輩を訪ねて、ヒントを探るしかない。

ということで、福岡市に本拠を置く医薬品総合卸アトルの相談役、渡辺自修氏に時間を作っていただくことにした。熊本から一路、新幹線に乗って博多へ。初めて九州新幹線に乗ってみたが、私の思い出の地、大牟田、久留米をあっという間に通り過ぎ、博多まで約30分というのは実に速い。

「私の経営哲学なんて……」と謙遜されているところを、博多の薬院という閑静な住宅街にある渡辺氏行きつけの割烹で、渡辺氏が今までに出会ってきた先達、友人の話や、ご自身が教訓とされていることなどを聞かせてもらった。まずは、ゲーテの自叙伝にあったという「若き日の願いは年老いてのち豊かに満たされる」という言葉を教えていただく。「誠実に自分で考え何をするのか決めた上で、より良く生き、よく耐えるという精神を持つことが、この銘の意味するところです」と説明していただいた。さらに先達より「ポケットに手を入れるな」と諭された話から、キャッシュフローの話まで、話題は多岐にわたり、実に充実した時間だった。

話の内容もさることながら私がすごいと思ったのは、多くの著名な方と出会い、そしてその話をしっかり覚えておられることだ。帰りがけに社内資料である渡辺氏の著作『自ら学び、共に学ぶ』という貴重な冊子を頂いた。アトルの社員向けに書かれた184ページにも及ぶ冊子だ。経営トップにある者の気質や精神性について、渡辺氏の考え方やスタンスが非常に細やかにつづってあり、今まで何となく病院を経営してきた私には、勉強させられることばかりであった。

トップの理念を反映したシステムの優劣が組織の評価に

その冊子の中で、経営資源について語ったパートがある。「人」「物」「資金」といわれている一般的な3項目に、新たに「志」「時間」「情報」「システム」を加えた7項目が重要な経営資源なのだという。特にシステムの優劣が企業の総合力の評価につながるのだと力説されており、そのシステムは経営トップの理念の反映であると。さらにその理念を構築するに当たっての考え方について書かれている項があり、その中の「物事には光があれば、必ず影がある」という項目に私は共感した。私たちは極めて困難な局面を迎えても positive に発想、行動して現状を打破しなければならない。でも本当に大切なのは、そのときに生じる影の部分にも配慮することができ得る余力を持つことだと渡辺氏は説く。

なるほど、今まで私は壁に突き当たると乗り越えることに一生懸命であり、そうすることこそトップのあるべき姿だと思っていた。乗り越えようとする前から、乗り越えた後で生じる負の部分を考える余裕なんてすっかり欠如していた。渡辺氏は、こういう考えを持ってこそ positive という光が輝きを増し、影の negative な部分を最小化すると語る。

この冊子を読んで、改めてこれまでの自分の思考の浅さが認識できた。大震災の被災地から1500キロ以上離れたこの熊本にあっても、震災後、病院を継続する上での影の部分は何なのかを見つめ直しながら、さらなる経営改善に努めたいと思った。

熊本、とっておきの社交クラブ

2011
10・12

「震災支援に行ったから少しはましになったかと思いきや、あいつの酒の飲み方はいっちょん変わらん」という声が熊本の夜でささやかれている。それでも私は「なんで変わらないといけないのか」とクダ巻きながら、今まで通りに街に飲みに出ている。

私はおねえちゃんのたくさんいるキャバクラが好きと思われているが、残念ながらもちろん好きである。その一方で、無類の酒好きでもあるのでキャバクラのお酒では物足りない。またおねえちゃんの作る水割りのペースでは、店を出るときには酔いざめしてしまっている。というわけで週2、3日は自分のペースで飲める立ち飲み屋さんに行くことになる。

目下の行きつけ「武蔵小路立ち呑み酒場」

目下の行きつけの店は、熊本中心街にある下通りアーケードから一本横道に入った武蔵小路通りにある（宮本武蔵が飲み歩いたということで付いた通り名だが、私は眉唾ものだと思っている）。その店の名は「武蔵小路立ち呑み酒場」。そのまんまである。西村彰洋店長は嵐の大野君を180㎝の長身にしたような好青年である（しかし、常連の間では店長が酔っ払ったときが一番タチが悪い、というのが共通見解だ）。

店の入り口は透明なビニールで簡単に仕切られており、2列のカウンターだけの素朴な造りだ。焼酎の種類は豊富にあるが、日本酒は主にカップ酒。ホッピーやハイボールもある。なぜこういう酒の構成になっているのか最初わからなかったが、しばらく通うとわかってきた。普段、私は芋焼酎ロック派である。今夜は飲みたいとか、むちゃくちゃ酔いたいと思う日は、私がそんな顔をしているせいなのか、私より10歳も年下の店長がさりげなくカップ酒をテーブルに置いていく。こんなときカップ酒のアルミのふたを「かぽっ」と開けると、ちょっと幸せになり、嫌なことがあった日でも不思議と「明日また頑張ればいいいや」という気になる。

一人でふらりと飲みに来て、好きなときに帰っていく

また逆に、2次会の流れでベロベロになり「たらいまー」とろれつが回らなくなって店に入ったときには、自然と「ハイ、ハイボール」と目の前に置かれる。「こら俺はいつも焼酎だろうが」との思いが頭をよぎるが、もう飲み過ぎだよと店長の無言の笑顔が教えてくれる。無駄な温かみがそぎ落とされているが、一人酒を十二分に満喫できる、ハードボイルドな店である。

でもそれだけではない。最初に引き付けられたのは料理のおいしさだ。ホルモンの味噌いため、旬の刺身、骨なし豚足、そして鯛腸のクリームチーズ和えなんかは絶品と言うしかない。そういう理由で常連になってしまった。今では20歳代の若者から60歳代のおっさんまで幅広く常連が集まっている。何にもルールはないのだが、みんな基本的に一人でふらりと飲みに来て、好きなときに帰っていく。私も通い始めてそろそろ2年になる。ラジコン関係の福本さん、蜂蜜関係の佐藤さん、飲食関係の山下さんといった面々と毎週のように会っているのだが、あまり深く素性を聞いたことがない。

だからといって、そっけない付き合いでもない。サザンオールスターズの話が盛り上がり、たまたまそこにいたメンバーの行きたい者だけでカラオケに行ったこともある。そんなときは若手

でゲイのこうちゃんやホルモン屋の平ちゃんもいて、盛り上がり方もハンパない。いずれにしても異業種、多世代間の利害のない楽しいひとときを過ごせる。しばらく店に顔を見せない客がいても、西村店長が「忙しかっとでしょ」と言うだけで、誰かが連絡するわけでもない。来るのも自由なら、来ないのも自由。

先日、大学の後輩で今は熊本大学病院放射線科で働く伊牟田真功先生とこの店に行った。常連たちから非常に評判が良く、「やっとまともな医者が来た。あんたの先輩はなんね。あれはホントに医者ね」と伊牟田先生がからまれていたが、これも愛嬌。何でも好き勝手に言ってくれるこの場所は、私にとっては率直な意見を聞ける社交クラブだ。ライオンズクラブやロータリークラブからもお誘いがあったが、今の私にとっては一番居心地のいい場所。

おっと、こんなこと書いている間にもう夜9時を過ぎている。一杯だけひっかけに、ちょっと立ち飲み屋に行ってきます。

酒豪が支える九州の医療

2012
6・1

皆さんの周りに真の酒豪はいるだろうか。この広い世の中で、真の酒豪と呼ばれる者を、私は少なくとも2人知っている。もちろん、私のようにちょっと飲んだだけで他人にからみ、暴れ出すような輩は酒豪とは言えまい。どんなに飲んでも顔を少し赤らめる程度で、心穏やかに微笑をたたえながら、同席者を幸せな気持ちにさせる飲み方ができる男こそ、本当の意味での酒豪だと私は思う。

手土産の焼酎を飲み干す暴挙に……

大学時代を過ごした福岡県久留米市で、そんな真の酒豪2人と飲む機会があった。一人は、今年4月から久留米大消化器外科の医局長に就任された久下亨先生。先日、大学時代の同級生である彼と、なじみの居酒屋「げんこつ」で待ち合わせした。

「げんこつ」は4~5人が座れるカウンターと小さな小上がりの座敷だけ。おやじさんとおかみさんが、30年以上切り盛りしているアットホームな店である。学生時代は、久下先生と飲み会のシメとしてここで一杯飲むはずが、ついつい朝まで、なんてこともあった。店に行くと毎回、前を流れる池町川の鯉にエサをやり、卒業時にそのコイが丸々と太っていたのはいい思い出だ(ちなみにエサとは私たちの吐物である)。

その店で久しぶりに飲もうということになり、20時頃に新幹線で久留米駅に到着。駅から久下先生の携帯に電話すると「もう飲んどるけん」と言われた。「げんこつ」のおやじさんへの手土産に焼酎「魔王」を持っていったのだが、魔王の誘惑と気のいいおやじさんの「せっかく持ってきたのだから飲みなっせ」という優しい言葉に負け、手土産を2人で飲み干すという暴挙に出てしまった。

というわけでその代わりに、久下先生への手土産だった「くまモン焼酎」を店に置いてきた。「ゆるキャラグランプリ2011」で全国1位に輝いた、熊本県の公式キャラクター「くまモン」をパッケージにあしらった焼酎だ。

もう1人の酒豪に講演を依頼

ちょっと酔ってきたところで、以前ご登場いただいた「有G（アリジー）」こと、久留米大心臓血管外科の有永康一先生に電話。というのも、次の週に熊本で講演してもらう予定になっていたからだ。この有永先生が、もう一人の真の酒豪である。ちょうどその講演のスライドを作っていたようだったが、「そんなもん、いつでもできるやろう」と無理やり呼び出した。

もうこうなればブレーキは利かない。2軒目は、学生時代に慣れ親しんだ「アダルト」という、名前は怪しげだがいつも学生たちであふれていた健全なカラオケスナックだ。今となっては何を歌ったのかもわからないほど酔い潰れて、その夜は過ぎていった。

後日、「明日の医療連携を考える会 in Kumamoto」という若手開業医の集まりに演者の有永先生がやって来た。演題は「高齢者における循環器疾患の外科治療～弁膜症と動脈瘤について」。前回久留米で飲んだときに聞いた話では、久留米大心臓血管外科の田中啓之主任教授からも「頑張って発表してこい」と言われたそうで、有永先生はかなりのプレッシャーを感じていたようだ。

久留米の酒豪ここにあり

そこで私は事前に、有永先生の大学テニス部の先輩でもある阿蘇立野病院院長の上村晋一先生に相談。その結果、とにかく講演の前に一杯飲ませてはどうかということになった。講演当日、演者席にまるでお冷やのごとく、焼酎（芋）のロックを置いてみた。

講演前、上村先生の音頭で、有永先生がグラスをきゅっと飲み干す姿は、まさに「久留米の酒豪ここにあり」といったさま。焼酎の効果があったかどうかは不明だが、数多くの動画を使ったステント手術の説明などは、流ちょうな話しぶりで専門外の私にもわかりやすく、1時間の有永先生の講演は無事終了した。

前述の久下先生が消化器外科の医局長に、有永先生が心臓血管外科の講師に就き、今後の久留米大外科はさらなる発展を遂げるであろうと期待している。私もかなりたくさんの方々とお酒の席をご一緒させていただいているが、この「真の酒豪2人」ほど、一度杯を重ねると温かい人間性、いわゆる懐の大きさを感じさせる人物はいない。

臨床研修医や医局員は、もし機会があれば酒席に誘ってみるといい。私が知るところで、彼らの欠点をあえて挙げるとすれば、仕事がなければ、酒の誘いは絶対断らないところ。これからの

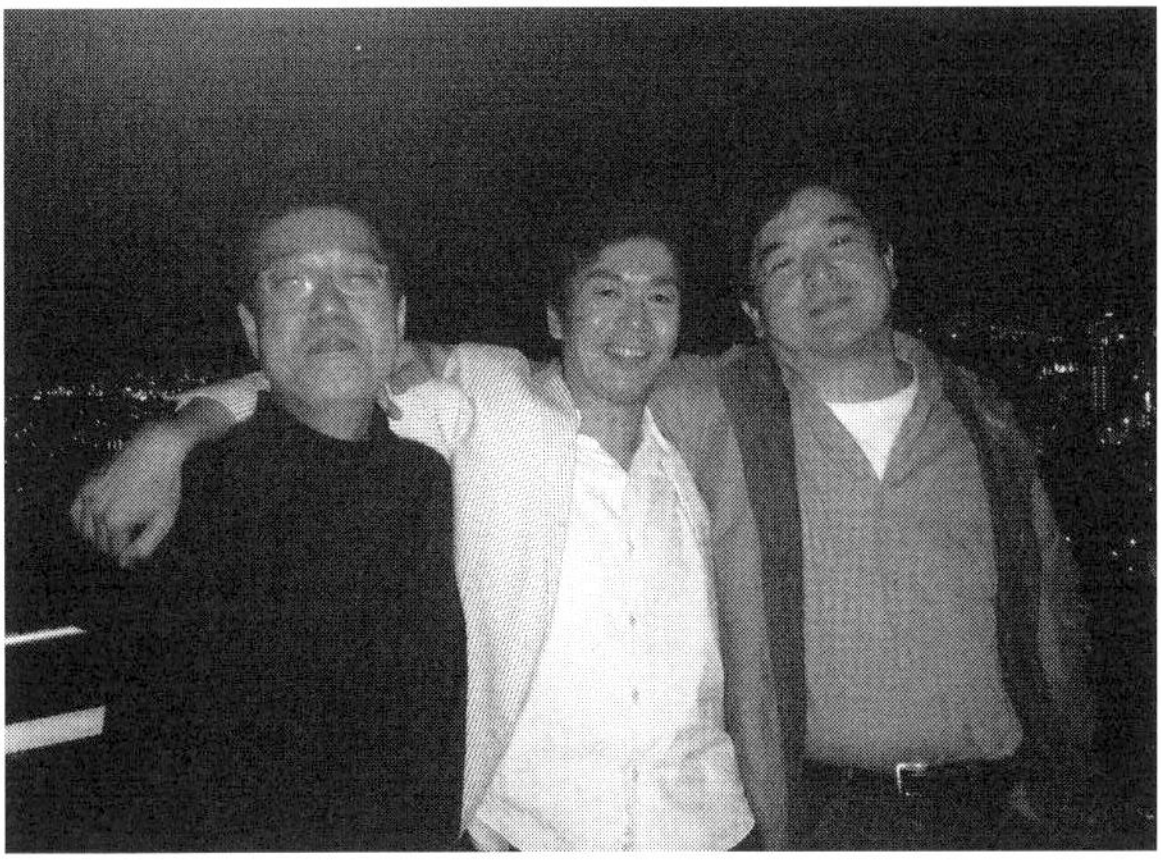

現在、久下亨先生（写真右）は久留米大学医学部外科学講座教授となり、一方、有永康一先生（写真左）は久留米大学循環器病センター准教授となって、久留米大学を支えておられます。

ご活躍を心より願っております。

虎が『論語』を解釈するとこうなる

2013
12・2

「朋有り、遠方より来たる。亦た楽しからずや」

ご存じのように、これは論語の学而編の一節だ。この前には、「学びて時に之を習う。亦た説ばしからずや」、後には「人知らずして慍らず、亦た君子ならずや」と、3節が並ぶ。私はこれを、「学ぶことの大切さ」「友人の大切さ」「人を憎まないことの大切さ」の3つを孔子が説いたものだと勝手に捉えている。もし、学術的に間違っている解釈だったら、どうかご容赦願いたい。

先が見えない福島の現実を実感

前回のブログ（「虎、あの時の仲間を熊本に迎える」）でお伝えした通り、今泉西病院（福島県郡山市）総合診療科長の吉田孝司先生が、東北・福島から九州・熊本まで講演に来てくれた。当日は、吉田先生の講演に先立ち、以前、医師会病院でお世話になったくまもと成仁病院院長の上原昌哉先生に、糖尿病治療のご講義をしていただいた。

その後、吉田先生が福島の現状を話された。やはり、実際に福島の医療に携わっている医師から話を聞くと、ニュースなどでは事実がオブラートに包まれていることが実感された。現場ではまだまだ問題が山積しているのだ。今後、再び国内で起きるかもしれない原発事故に対して、果たして打つ手はあるのか……。福島の現状を聞いていると、どうも先が見えてこない。そうした忸怩たる思いからか、現場にいる吉田先生は原発廃止を訴えていた。

あれだけの被害に遭っているのだから、原発廃止に思いが至るのは当然だ。しかし、直接被害を受けていない者の多くは、原発廃止の声に「日本経済にとって、本当に原発を廃止してしまっていいのか」「代替エネルギーで十分な電力が賄えるのか」と戸惑ってしまう。結局は、対岸の火事ということなのだろうか。

かくいう私も、「化石燃料で代替した場合、何がどうなるのか」「原発廃止はどうやったら達成できるのか」よくわかっていない。ただし、つい先日巨大台風に見舞われた他国とは違い、日本では東日本大震災のとき、大きな略奪や騒乱は起きなかった。それだけに、原発の問題も対立ではなく理解と協調を通じて、糸口を見いだすことを期待している。それこそ「人を憎まないことの大切さ」ということなのだろうか……。

〝黒くて大きな物体〟の正体は……

11月半ば、病院に珍しい来客があった。ある日、病院の玄関に黒くて大きな物体が現れたかと思うと、「キャー！　キャー！」という悲鳴が聞こえてきた。てっきり恐怖の叫びかと思ったら、実際は歓喜の叫び。大きな物体の正体は、ボブ・サップであった（もちろん私には、マネージャーを通じて連絡が入っていたが）。今年も熊本で「火の国格闘伝説 LEGEND4」というK－1の興行があり、前々回のピーター・アーツに続いて、今回はボブ・サップが参加するため、試合前に調子の悪いところを診てほしいという依頼があったのだ。

さすがにその大きさにはビックリしたが、もっと驚かされたのは彼の性格だ。診察してみて、本当に心優しく、ちょっぴり怖がりな人間であることが伝わってきた。カメラが回っていれば演技ともとれるが、テレビクルーは入っていない。神様は、大きな動物には優しい心を与え、小さな動物にはどう猛さを与えたのかもしれない。ボブ・サップに会って、私はつくづくそう思った。

もちろん、試合になると表情は一変。リングの下から見るボブの顔は、評判通りのまさしくビースト（野獣）だった。とはいえ寄る年波には勝てず、WBF（世界ボクシング基金）クルーザー級元王者の西島洋介選手に1Rでノックアウトされてしまった。リングを降りたボブは私の方へ近寄り、「ドクター、サンキュー」とわざわざ言葉をかけてくれた。「こんなふうに大きくなければ、彼はもっと穏やかな人生を送っていたかもしれない」と、私には一瞬気の毒な思いがよぎった。それでもボブは、満身創痍の体で今なおトレーニングを続けている。「学ぶことの大切さ」とはこういうことなのかもしれない。

師走に向け、毎年恒例の忘年会があり、ボブのような珍客もあり、さらに追い打ちをかけるように、厚生局の適時調査も入った。院内はバタバタであったが、おかげさまで無事乗り越えられたのも、周囲の仲間の協力あってこそだ。私が東病院に帰ってきて、来年で15年目。私も少しは、他人の意見に耳を傾けられるようになった（と思う）。私にとって、先輩や同僚、後輩、病院職員の言葉は、まさに〝孔子の言〟。改めて感謝している。

虎、雪積もる新潟に理事候補に会いに行く

2014
3・6

私は今、うちの「医療法人社団」を、より公益性の高い「なんらかの医療法人格」へ変更しようかと考えている。その場合、避けて通れないのが親族以外の理事を一定割合入れることだ。どういう医療法人にするかは別の機会に述べるとして、今回はその理事候補にお会いしに新潟まで行ってきた話を書こうと思う。

私の名に付く「謙」は「上杉謙信公」の謙

最近、私のブログが経営日誌でなく旅行記になっているとお叱りを受けることが多い。そのご批判は甘んじて受けるとして、理事長としての見聞を広めるためにも、今後の病院のためにも、

今回の旅が欠かせないことをわかってもらえれば幸いだ。

今回の旅は、私にとって初の北陸上陸。えっ!? 新潟は北陸じゃないって……?? 九州から見ると確実に北にある土地(陸)なのに、北陸3県とはどうやら福井、石川、富山のことを指すらしい。インターネットで検索してみると、昔は越前(福井、石川)、越中(富山)、越後(新潟)から成る地域が北陸地方だったそう。一説によれば、上越市が中心のときは全体が北陸として捉えられていたものの、新潟県北部に位置する新潟市が県庁所在地になってから、新潟が北陸から離れたのではないかと言われているらしい。現在は山梨、長野と共に甲信越地方に入るとのことだ。

では改めて、初の甲信越上陸(あまりパッとしないなぁ)。話が脱線したが、今回の新潟行きはそもそも、理事候補で、新潟市でエム・スタッフという薬局を経営している名畑茂昭氏にお会いするための旅なのだ。ご存じない方に説明すると名畑氏とは、私が経営学の師と仰ぐ矢野経済研究所主席研究員の遠藤邦夫氏を介して知り合った。ある日、遠藤氏から「銀座で飲んでいるからおいで」と誘われたので参上すると、そこに名畑氏がいた。しばらく一緒に飲んでいたら、名畑氏が爆睡。その後、目覚めた名畑氏と「お互いの故郷でもう一度飲みなおそう」と約束を交わしたのである。名畑氏には、昨年はるばる熊本までおいでいただいたので、今回は私が新潟に赴く。旅には同じく理事候補の遠藤氏に加え、医薬品総合卸アトルの元部長である室栄二氏にも同行していただいた。

新潟に行きたかった理由はもう一つある。うちの先祖については詳しく知らないが小さい頃から、私の名前に付いている「謙」という字は「上杉謙信公」の謙だと言われて育った。謙信公には実の子がいなかったようなので、血のつながりがあるわけではない（というかあり得ない）が、「東＝あずま」という呼び方は、関東流だ。九州では「東＝ひがし」という呼び方が主流。といったわけで、うちの先祖は関東との因縁がありそうだし、新潟には以前から特別な関心を抱いてきた。

残念なことに、熊本から新潟への直行便はない。行きは福岡空港から新潟空港へ飛んだ。2時間後、新潟上空から見る景色は、一面雪化粧を施された世界だった。到着して新潟駅行きのリムジンバスに乗ろうと外に出ると、寒さに慣れていないせいか、吸気時に気管に氷点下の冷気が入り込み、痛みが走った。九州では体験することのない寒さに、一抹の不安を感じた。

私たちは早速、待ち合わせ場所に指定されていた新潟市西堀通りの「鮨 奈可久 星野」という寿司屋に向かった。熊本も刺身はおいしいのだが、新潟の魚もうまい。一番違いを感じたのはトロだった。身の引き締まりぶりが違う。気温のせいかもしれないが、ネタが全体的に引き締まっていた。沖縄に行ったときは刺身が軟らかい気がしていたが、それと同じようなものかもしれない。そうそう、それより何より新潟の日本酒には、まさに度肝を抜かれた。同じ銘柄を熊本でも飲んだことがあったが、鮮度の違いなのか、どれも澄み切ったおいしさがある。予想通り、理事会の話はそっちのけで意識が朦朧となるまでひたすら日本酒を飲み続け、皆ホテルで爆睡した。

謙信公ゆかりの寺の住職からありがたいお土産が…

翌日は、一人で上越市まで電車で行く予定だったのだが、名畑氏が時間を作ってお付き合いくださるという。ついお言葉に甘え、私がどうしても行きたかった場所に車で行くことになった。行き先は、謙信公にゆかりの深い林泉寺と春日山神社だ。林泉寺は謙信公が幼少時に僧として修行し、武将としての信念の礎が形成された場所といわれる。春日山神社は、春日山城内にある謙信公の菩提寺である。

結局、土地勘のない私が無理なお願いをしてしまったせいで、名畑氏には新潟から上越まで北陸自動車道を2時間以上も運転していただくことになってしまった。途中の長岡市付近では、前方が15m程度しか見えない吹雪であった。名畑氏は「こんなのは吹雪とは言わない」と通常速度で走り続けていたが、九州だったら間違いなく高速道路は閉鎖されるだろう。隣に座る私はさすがに「運転替わりましょうか」とは言えなかった。

そうこうしながら雪深い道を進み、無事林泉寺に到着。荘厳な山門には「第一義」の文字が掲げられており、パワースポットのような威圧感に圧倒された。山門の先に雪かきをするお坊さんがいたので「ここは、お守りなんか売っていないんですか」と尋ねると、「社務所に行け」と言う。インターホンを鳴らすと人が出てきて、お守りを売ってくれた。九州だと外で売るのが一般的だが、さすがに寒くて室内で販売しているのだろう。

その頃名畑氏はというと、私が話し掛けたお坊さんと、何やら話し込んでいる。「やっと買えましたよ」と近づいていくと、そのお坊さんに「『謙』の文字が名前に付いているという方はあなたですか」と尋ねられた。「そうです」と答える私。するとお坊さんは、「では、こうしてはるばる九州から来られたのだから、お土産を差し上げよう」と言ってくださった。何という親切！　何をくれるのだろうかと私の期待は高まった。始まったのは……。

「上杉謙信公と言えば、『敵に塩を送る』という故事が有名じゃが、あれは戦国時代における謙信公のほんの一端。本来は、天室光育に文武を学び、益翁宗謙（やくおうしゅうけん）より義の導きを受けたことから、謙信公の崇高な人格ができているのじゃ。謙信公が自ら書かれたこの山門の『第一義』という大額は、『義とは人の踏み行うべき真実の道』ということを意味していて、

『謙』という字には人を慈しみ、愛し……」。

雪深い寺の山門下での説法に、最後は凍傷寸前の自分の身体の方を慈しんでしまった。たまたまお会いした高名な林泉寺のお坊さんの「お土産」というのは、このありがたい説法だったのだと、最後になって気付いた。人間としての浅はかさを恥じつつ、帰り道に「小嶋屋」のへぎそばをごちそうになり、寺泊で海産物を物色して新潟市に戻った私であった。名畑氏には丸1日お付き合いいただき、お礼の言葉もない。

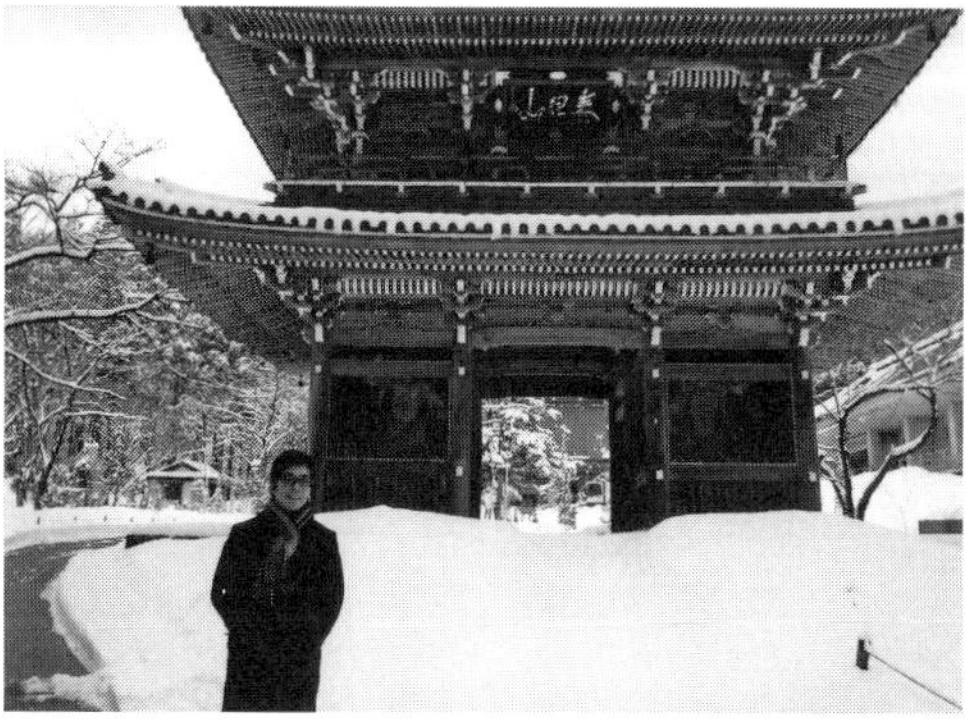

同じ頃太平洋側の関東では、120年ぶりの大雪が降っていた。交通機関や幹線道路がストップし、テレビに映る積雪量は、春日山のそれと同じぐらいあった。同じような環境なのに、新潟では普通の暮らしを続けている人たちがいる。今回の旅で一番感じたのは、謙信公と同様、過酷な環境をものともせずに生活している新潟県民のパワーだ。ぬるま湯の環境にいながら自分が逆境に陥ったときには、また新潟に来て心を洗わなければと胸に刻み、私は新潟を後にした。

虎、ゆとり世代について考える

2014
5・13

「ブログの更新が遅いぞっ!!」と、身近な方々からお叱りを受けている今日この頃。たまにでもお読みいただいているだけで恐縮している。更新が遅れている理由は、理系出身の私に、あまりにも文才がないことだ。さらに今回は、もうひとつ言い訳がある。

「お酒に勝ったら」と講演を引き受ける

先日、日経ヘルスケアの記者さんから電話があり「院長予備校」というもので講演しないかと言われた。経営者として未熟な私が、よその院長先生に講演するなどあり得ないと思った私は、「記者さんが熊本に来て、お酒に勝ったら」という条件を付けて話を引き受けた。自分で言うのもなんだが、九州熊本の酒豪たちの中で揉まれて育ったため、酒量に関して私はかなりの自信がある。ましてや、東京のエリート記者さんなんて初めから勝負にならない。講演のことなどすっかり忘れ、私は一路、京都の日本外科学会に向かった。

さて、話は変わるが東病院でも4月から、新入職員が入ってきた。これまでは面倒なので、気分次第で入社式に出たり出なかったりということが続いていたが、今年は事務長から「どこでも入社式では理事長がちゃんと話をしています」と怒られたので、出席することにした。新入職員は、20歳代のいわゆる「新人類」である。

私は行きつけの「武蔵小路立ち呑み酒場」で、20歳代のお兄ちゃんたちとしばしば一晩飲み明かすので、新人類に対しては、ある程度の理解がある。彼らは「ゆとり世代」などと言われる通り、我々40歳代以上とは明らかに違う。まずサザンを知らない。私が「サザン歌えるか？」と聞くと、「誰の曲ですか？」と返事が来るような始末だ。まず、この質問だけで世代がわかる。それからゆとり世代には、ヤンキーがいない。表立って「不良です」と札を付けて歩き回っても、何の利益も得られないとわかっているのだろう。ある意味で賢い。言ってみれば、小さい頃から賢く立ち回る術を身に付けているのだ。

しかしゆとり世代を酔わせると面白い。ある線まで酔ってしまうと、〝真面目顔〟は〝ヘラヘラ顔〟に変わる。「何でも思いの丈を言っちゃえよ！」と促しても、我々のように「バカヤロー!!」なんて叫ぶことはなく、「言っちゃいけないことは言わないもんねー」なんて調子だ。なるほど酔ってろれつが回らなくなっても、根底にあるものがこれなのかと驚かされるばかりだ。２０１４年度の新入社員は「自動ブレーキ世代」と称されるそうだ。出世より安定を望み、成果主義より年功序列を好むというアンケート結果が出ているらしい。

やれと言われていないことはしない新人類

我々の世代は「言われなくてもわかるだろう」と先輩から教えられてきた。それができなければ「気の利かないやつ」という烙印を押されることになっていた。しかし時代は変わり、ゆとり世代はやれと言われたことは真面目にするものの、やれと言われていないことはしない印象だ。リスクを最小減に抑えることが大事なのかもしれない。それで私も、新人教育マニュアルを時代に即したものに作り替えることを決めた。「そんなことまで言わなくてもいいだろう」というレベルで、細部まで事細かく業務についての説明を書き足した。

例えば……「朝出勤したら更衣室に行きましょう」「更衣室では他の職員さんがいたら『おは

ようございます』と笑顔で挨拶しましょう」「タイムカードを押しに行かなければいけません」「職員さんと出会ったら違う職種の人でも挨拶は必要です」等々……。「果たしてこれでいいのか……」と首を傾げつつ、「日本が進めてきた教育制度の行き着いたところがここなのだからしょうがない」とも思う。

しかし、こちらが新人類と思っている以上に、彼らから見れば我々が〝旧人類〟に見えるらしい。特に立ち飲み屋での私は、絶滅危惧種の恐竜レベルである。もっとも若い友人も多い。立ち飲み屋に来ていた熊大医学部生と一緒に飲んでいたら、消化器外科を目指すという松岡隼平君に出会った。はきはきとした立派な青年で恐竜相手にも臆することなく一緒に飲み、付き合ってくれる。今では「アズマのおじさん」と呼んでくれるほど親しくなった。将来、熊大の外科を背負って立つ医師になってほしいと願っている。

先日、その彼が髪を金髪に染めてきた。「おい隼平。そんな髪にして教官に何か言われないか」と注意しようとした。「いえ実習前だけです。その後は元に戻します」。そう聞いてホッとするとともに、「俺にもそんな時期があったな」と思い出した。いつの間にか昔の自分を棚に上げて、偉そうなことばっかり言っている私こそ、本当の意味での旧人類なんだなと痛感させられた。

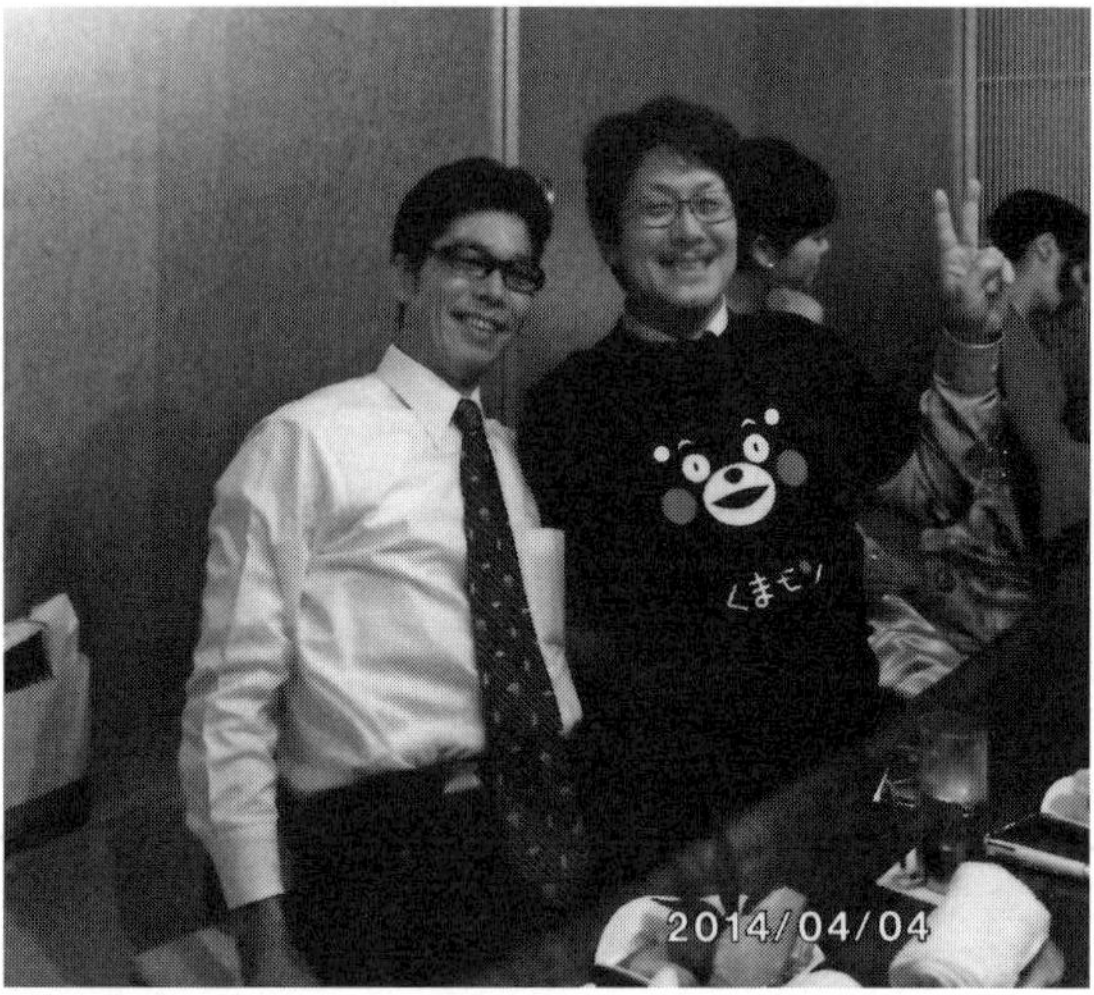

現在、松井道宣先生（写真右）は京都府医師会会長となられ、
日本の医療界のトップリーダーとして活躍されています。

いったん熊本を離れると、飲み方が…

話を京都の外科学会に戻そう。私はいったん熊本を離れると、飲み方が一層荒くなる。先日京都に行った際もしかりである。久しぶりの再会を楽しみにしていたので、浮き足立って学会会場を後にした。スキップして京都九条病院（京都市南区）の理事長松井道宣先生が待つ「割烹あきしの」に向かった。松井先生は京都府医師会の副会長に就任され、名実共に京都の名士となられたので、私なんかと騒いでもらえるか心配していたが、お会いするとインターバルを感じさせず、私がお土産に持っていった「くまモンT

シャツ」を着てくれた。祇園のお姉さまからは「いやー、松井先生、くまモン着てはるー」と言って大いにうけていた。祇園をたっぷり堪能させていただき、熊本への帰路についた。

そういえば……帰った週に日経ヘルスケアの記者さんが熊本に来ることになっていた。そこで馴染みの店で一杯飲むことにした。「えーと、記者さんは焼酎飲めますか」と尋ねると、「私は冷酒がいいです」と返ってきた。「えっ、冷酒なんか飲んで大丈夫ですか」と思いつつ、気付くと私も本気を出していた。数時間後タクシーの中で泥酔して寝てしまったのは、不覚にも記者さんでなく私でした。

虎、東京の講演会で演者になる

2014
7・28

先月末、度重なるゲリラ豪雨や、突然の大量の雹（ひょう）に見舞われていた関東地方。いつもなら、東京の異常気象のニュースは遠い国の話なのだが、今日は違う。日経ヘルスケアが主催する「院長予備校」の講師を務めるため、東京に向かっているからだ。不謹慎ながら、東京に着いたらドデカい雹が頭に落ちてくれればいいのにと思いつつ、私は羽田空港に降り立った。

東京での移動に強力な武器を投入

院長予備校とはその名の通り、医療機関の院長を対象とした勉強会だ。今回が6回目の開催で、今回のテーマは「二代目院長の苦悩と経営戦略」。これまでの講師は、カルビーの会長兼ＣＥＯ

やローソンの前社長兼CEOなど錚々たる顔ぶれ。出席者も、北は北海道から南は沖縄県まで全国津々浦々の先生が参加する勉強会だという。引き受けたはいいものの、私のような田舎の医師が何を話せばいいのか、今日までかなり悩んだ。

出発時、熊本は晴天で、東京は曇り。ただ、ゲリラ豪雨は降る気配もない。ドデカい雹が頭に落ちることもなさそうだ。そんなことを考えつつ、モノレールに揺られて浜松町に到着した。

私にとって、勝負はここからである。院長予備校が開催される御茶ノ水まで行かなければいけない。都会人には理解不能だろうが、地方から来た者にとって、山手線の内側の移動はかなりやっかいなのだ。無数の駅が描かれた路線図を見ても、どのルートを選択すればいいのか、さっぱりわからない。

しかし今日は、とっておきの武器を仕込んできた。スマートフォンの「乗換ナビ」なるアプリである。「出発駅」と「到着駅」に駅名を入れると、最適ルートが瞬時に表示される。「浜松町」と「御茶ノ水」を入力し、最短ルートが示された。さっそくSuicaを購入して、アプリの指示通りに乗り換え、ちょっとした都会人の気分を味わった。さらにこのアプリが優れているポイントは、何両目に乗ったらいいのかまで教えてくれることだ。指定された通りの車両に乗れば、降りたときにはエスカレーターか階段がちょうど目の前に来る。かなりの時間節約効果と疲労防止効果が得られるのだ。

そうこうして御茶ノ水に到着した。駅を出ると目前に、会場であるソラシティプラザの高いビルがそびえ立っていた。熊本にはこんな高いビルはない。きれいで大きなエントランス。否応なしに緊張が高まった。

飛び抜けて異色な旧友との再会

受付後、講師待合室に通された。そこには日経ヘルスケア編集長の村松謙一氏が待っており、数時間後カラオケで弾けている姿がウソのように丁重にご挨拶いただいた。続いて、今日一緒に講演する医療法人カメリア理事長の長岡和氏が入ってきた。長岡氏は同じ久留米大学医学部の同期。彼は普段、苦虫を噛み潰した仮面のような顔をしているが、久しぶりの私との再会で自然と笑みがこぼれた。私も、旧友との再会で緊張の糸はどこかへ吹っ飛んでしまった。しばらく昔話に花が咲いた。

いざ本番。長岡氏の演題は「異色精神科医が挑んだ病院づくりと地域づくり」だ。あり得ないほどの長い時間をかけて患者に向き合う精神科医には、結構異色な医師が多い。しかし、その精神科医の中にあっても、私の旧友である長岡氏は学生時代から飛び抜けていた。

大学時代、「今夜、お前の部屋に行くぞ」と街外れにある長岡氏のアパートへ向かったときのこと。当時、私たち学生は男2人が集まれば必ず酒を飲んでいた。しかしコタツの上に「どうぞ」と出されたのは、なんと急須で淹れた煎茶だった。

(男2人、コタツで向き合ってお茶かよっ!!)

(でもちょっと待てよ。あいつとは俺の部屋で仲間と一緒に飲んだことがある。酒が飲めないわけじゃないとなると、もしかして……)

背中にぞっと寒いものを感じていると、「バカか。俺はゲイじゃない」と長岡氏が一言。ほっとしたのと同時に、なぜ私の心が読まれたのかと不思議だった。

改めて部屋を見渡すと、荒井由美1~5、松任谷由美1~13……私にはどうでもいいような分類が全てになされた、100個ほどのカセットが整然と並べられていた。今になって思い返すと、単に几帳面な男だったのかもしれない。しかし当時、私の友達には、冷蔵庫の扉とトイレの扉を間違えて、冷蔵庫に放尿するような輩が多かったので、几帳面な彼がその分異質に見えたのかもしれない。

彼の講演に話を戻そう。長岡氏は、ご尊父が大学卒業と同時に急逝。卒業後すぐに、研修医と病院経営者という、片方だけでも大変なわらじを二足も履くことになった。彼の医師人生は、ご尊父が残した大村共立病院（長崎県大村市）を建て替えるところから始まった。その後は、「日本には子ども専門の精神病院がない」という彼が学生時代に抱いていた問題意識から、児童精神科の充実に奔走。２００８年に横浜カメリアホスピタル（横浜市旭区）を立ち上げた。

そこまで話が進んだとき、長岡氏の目の前の演者席に座っていた私はハッと気付き、配布されたテキストを捲ってみた。32ページあるスライドのうち、12ページまでしか進んでいないではないか。１時間半あったはずの講演時間は残り15分。私の慌て具合に彼も気が付き、最後は駆け足で発表が終わった。それでも彼の熱意がじわじわと伝わってくる講演だったと思う。

酒を通じた関係づくりがお勧め

休憩を挟み、私の番が回ってきた。ずっと何を話すべきか悩んでいたのだが、長岡氏がわざと時間配分を間違えてくれたおかげで、会場も和やかになり、私の緊張もかなりほぐれた。講演では、私なりの病院経営のコンセプトを発表した。まず個人の立ち位置や病院形態から、目指すべき理想を設定。次に、その理想に向かって突き進む。すると必ず、壁にぶち当たる。そういうとき、理想を貫くべきか、現状に合わせて理想を変更するべきか、自分の大いなる失敗と合わせて発表させてもらった。

その後、経営井戸端会議と名付けられた質疑応答では質問が相次いだ。仕方なく最後は、司会の庄子育子編集委員が、「あとは懇親会で」と半ば強引に打ち切ったほどだ。懇親会では、私より少し若い先生やこれから開業される先生と、2代目談義に花が咲いた。

その際、そうした先生に私が強く勧めたことがある。熊本でもやっているのだが、機会を見つけては若手開業医（といっても40歳代や50歳代）で集まって、思い切り酒を飲んで関係を作ったらいいということだ。開業医の悩みは、どれも似たり寄ったりである。酒を飲むことで、お互いの傷を舐め合い、結構わかり合えることが少なくない。

最初はどうしようかと思ったが、今回の講演は、自分のやってきたことを見つめ直すいい機会になった。日経ヘルスケアの関係者には感謝している。次回、時間が合えば演者でなく受講者として参加したいと思いながら、東京を後にした。

虎、優しい兄ちゃんの教授就任を祝う

2014
12・3

２００４年に馬場秀夫先生が教授に就任され、熊本大学の第一外科と第二外科が合併してから10年。教授選のたびに起きていた教室内の混乱や、第一外科と第二外科の確執などは、何もかも過去のものとなり、先日、熊本大学消化器外科の10周年記念同門会がホテル日航熊本で盛大に開かれた。

同門会に顔を揃えた錚々たる面々

同門会には、九州大学教授の前原喜彦先生、長崎大学教授の江口晋先生、大分大学教授の猪股雅史先生、鹿児島大学教授の夏越祥次先生、千葉大学教授の松原久裕先生、徳島大学教授の島田光生先生、そして久留米大学教授の赤木由人先生という錚々たる面々が顔を揃えた。

中でも赤木先生のご一家には、昔からお世話になっている。実は赤木先生のお父様である赤木正信先生は、熊本大の元教授であり、１９７０年から１９８９年まで熊本大旧第二外科で活躍された。私の父もお世話になっており、毎年正月には赤木教授のご自宅で繰り広げられるどんちゃん騒ぎに、子どもだった私もよく連れていかれた。そこで、赤木教授の長男だった10歳年上の優しい兄ちゃんが私の相手をして遊んでくれたのを覚えている。

27年前、久留米大学に入学した初日には、久留米大に在籍していた、その優しい兄ちゃんから電話がかかってきた。

「けんちゃん、おめでとう。飯でも行こう！」

私にとって、熊本から出て、初めての一人暮らしが始まった不安でいっぱいの日だった。あの時かけてもらった優しい声と、ご馳走になった「大鵬」のビフテキみたいなトンカツの味は、今でも忘れられない。その優しい兄ちゃんが、今年4月に久留米大外科主任教授に就任した赤木由人先生なのだ。早くお祝いに行きたいと思いながらも、就任直後はお忙しかろうと、延び延びになってしまっていた。結局、同門会で就任後初めてお目にかかることになった。

「赤木先生、ご無沙汰しております。今度、お祝いに久留米に行っても宜しいでしょうか？」

赤木先生からは、相変わらずの優しい笑顔で、快諾を頂いたので、早速赤木先生の教室で医局長をしている同期の久下亨先生に連絡した。選んでもらったお店は、「たはら」という久留米のお店であった。「大鵬」でなかったことに、ちょっとの不満はあったものの、久下先生がせっかく選んでくれたので、まあ、よしとしよう。

お目付け役で吉仲事務長が同行

お祝い当日。久留米市櫛原町にある「たはら」に着いた。私の横には、吉仲事務長がいる。実は翌日は朝から外来の予定。妻から「仕事を休むのでは」と危惧され、お目付け役として同行してきたのである。時間通りに赤木先生が来られ、お勧めのフグ料理をコースで満喫した。追加でフグの腸を網で焼いた「焼きフグ」という珍しい一品を頂いた。さすが、久下先生が選んだだけあって美味であった。久下先生からは、「教授はお酒を少し控えておられるからね」と念を押されていたのだが、昔話とヒレ酒に酔いしれてしまい……。

「兄貴、もう一杯行きましょう！」

8杯目までは覚えているが、その先は意識が混濁。楽しい時間はあっという間に過ぎてしまっ

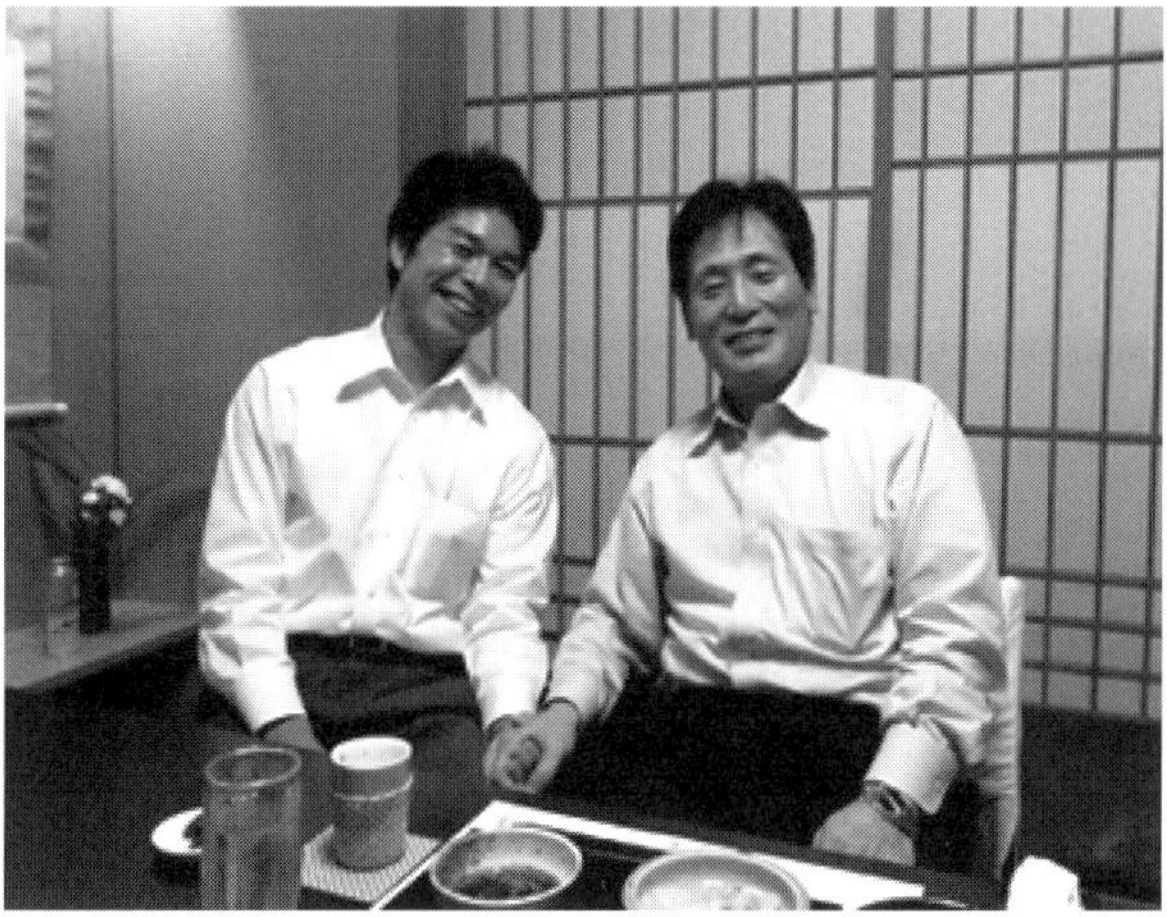

久留米大学教授の赤木由人先生と。

た。翌朝、吉仲事務長からの電話で目が覚めた。

「もう熊本に戻るよ」

「頭痛いから、事務長だけ先に戻ってくれ」

「何言ってるんだ、バカ！」

「バカとはなんだ!!」

と、いつもの調子で、酔っ払いのまま新幹線に強制連行された。帰りの新幹線で、吉仲事務長から昨晩の〝その後〟について説明を受けた。赤木先生が帰られた後、「今から本当の文化街を教えてやる」とほざいて、吉仲事務長を連れ回したらしい。反省した。事務長のおかげで、どうにか30分の遅刻で外来に間に合った。午前中は仕事し、大阪での講演会のため、新幹線に乗ってこのブログを書いている。さっきトイレに行ったのだが、尿から昨晩のヒレ酒の匂いが漂ってきた。

　赤木先生、教授ご就任、本当におめでとうございます！　弟分として、心からうれしかったので久留米での不作法はどうにかご容赦ください。今後のさらなるご活躍を期待しております！

大学同期が初めて教授に就任！

2015
5・27

大学の医局を離れ、開業医になることを決めても、医者は努力次第でいくらでも医学医療を学び続けることができる。ただ、開業医になると、研究者として最先端の医学医療の論文を出すのはかなり難しい。開業医になった時点で、世界を驚かすような学術論文を書いたり、大学教授の座に就いたりすることは諦めざるを得ない。

ダヴィンチはドローンを知っていた!?

かくいう私も、後継ぎだという理由で仕方なく医局を離れた一人だが、その際、寂しさがなかったといえば嘘になる。もっとも、自分が熱心に医学研究に取り組んだところで、世のためになる発見ができる才能が備わっていたかといえば、それは「NO！」だろう。大学院に行っても、サボって酒を飲んで、成果が出せないことは容易に想像できたので、後ろ髪を引かれるような思いはなかった。

医学医療界にいると、歴史を変えるような発見をする人物は、本当に特殊な能力を持っているのだと実感させられる。それはおそらく、これまでの人類の歴史でも同じだろう。会ったことはないが、キリストでも、ニュートンでも、エジソンでも、ナポレオンでも、織田信長でも……（順不同）。中でも私が特にすごいと思うのは、レオナルド・ダ・ヴィンチ！　万能人とか世紀の天才とか、とにかく何でもできた奇跡の人というイメージだ。

彼は航空分野でも、ヘリコプターの原型みたいな絵画を残している。なぜ鳥しか飛んでいない15世紀に、垂直飛行の乗り物を想像できたのだろう。もしかして、ドローンを見たことがあったのでは、とさえ邪推してしまう。

地球が誕生したのが46億年前。オゾン層が形成され、カンブリア紀の生物が出現したのが6億年前。それから少なくとも、地球は4回の大量絶滅を経験し、ホモ・サピエンスが登場したのが20万年前。農耕牧畜が始まったのは1万年前だ。

「人類って、これが初めてなの？」

この壮大な生命の歴史を遡ると、私はどうしても、「本当に人類って、これが初めてなの？」と考えてしまうのだ。地殻変動とか、気候変動とか、地球規模の火山爆発とか、何なら核戦争とか、小惑星衝突とかが起きて、その都度再生を繰り返し、実は我々は「数回目の人類」を生きているのではないかと……。

つまり、６億年前にはなんらかの生物が出現し得る状況ができ上がっており、ホモ・サピエンスから現代文明ができるまでに20万年しかかかっていないのだから、単純計算でこれまでに３０００回文明ができては消え、できては消え、を繰り返している可能性だってゼロではないんじゃないかというわけだ。

だとしたら地球に残されている世界の謎のいくつかは説明できる。稀代の天才が天才たるゆえんも、眠っていた前世代の人類の遺伝子が呼び覚まされたと自然に考えることができよう。いやはや、飲み屋でクダを巻くような話になって恐縮です……。

さて先日、熊本で飲んでいると久留米大学の同期から電話がかかってきた。相手は久留米大学・心臓外科の有永康一先生。すぐに切ろうとしたら、「ちょっと待て、深水と替わるけん」と、別の同期に電話が渡った。先日の同窓会で会った、同大腎臓内科の深水圭先生だ。そして唐突に、「今日の教授会で腎臓内科の教授に決まったよ」と言われた。

2015年5月、久留米大腎臓内科教授に深水圭先生が就任した。大学の同期では、初の教授誕生だ。彼は錦織圭選手のような紳士的なテニスプレーヤーであることに加え、今回教授という肩書が付いた。これからその天才ぶりを発揮して、世界から腎臓病の患者をなくすような研究をしてくれるだろう。

さて、早く久留米に飲みに行かないと。

地域医療構想の未来とお座敷遊び「とらとら」と

2017
3・24

3月3日、熊本全日病病院懇談会で熊本県の地域医療構想について発表する機会があった。熊本での第58回全日本病院学会長を務めた山田一隆先生から、「東先生が思うところを発表しなさい」という御達しがあったが、私の前に熊本県の医療政策課の発表が決まっていたので、ややトーンを抑えるべきかどうか迷っていた。

結局、川野病院の川野四郎先生から背中を押され、それなりに自分の意見を述べることができた。川野四郎先生は、2015年秋に旭日双光章という勲章を受けられた先生で、ご長男の川野尚先生とも懇意にさせてもらっている。そんな大御所から、「今回の発表をブログに書け」と言われたので、発表内容をかいつまんでご紹介したい。

医者に〝忖度〟することを求める厚労省、財務省

地域医療構想については、もう色々なところで取り上げられているので説明は省略するが、当初から行政は、「地域医療構想は病床削減が目的ではない。将来像を検討してもらうためのデータの提示である」と繰り返してきた。しかし、２０１７年1月の中央社会保険医療協議会総会において厚生労働省の保険局医療課の迫井正深課長は、２０１８年、２０２４年という2回の診療報酬・介護報酬同時改定は、２０２５年の地域医療構想を実現するための改定になるとの方向性を示唆したという。

やっぱり目的は病床削減ではないのか――。

厚労省が２０２５年にこだわるのは、団塊の世代が75歳以上の高齢者に達し、介護・医療費などの社会保障費が急増すると予想されるからだ。65歳以上の高齢者数がピークに達すると予想される２０４０年まで、15年間、手をこまねいていれば、介護・医療費はえらいことになる。国の財政を圧迫するどころか、破綻させてしまうかもしれない。地域医療構想が生まれた背景には、財政破綻を防ぎたい財務省の影もちらつく。

地域医療構想のベースにするデータとして、２０２５年、２０４０年の国内の都市、地域の予

想人口を算出するのに結構な額の税金を使ったのではなかろうか。病院の将来像のため、厚労省が地域の患者数を予想できる数字をご丁寧に算出してくれるなんて聞いたことがない。「この地域は耳鼻科で開業した方がいいですよ」とか「ここで内科を開業すれば患者が多く来ますよ」と厚労省が示してくれていたら、診療所や病院の閉院はもっと少なかったはず。

地域医療構想のための予想人口というのは、開業医や病院経営者が将来像を描くためのデータではなく、厚労省が地域医療構想によって将来の医療費数十兆円を削減するためのデータだということだ。数十兆円に比べれば、データ算出のための税金なんて微々たるもんである。

つまり、地域医療構想について、厚労省や財務省は医者に今流行りの〝忖度〟することを求めているのだ。森友学園問題では、財務省高官が安倍晋三首相（または昭恵夫人）の思いを忖度したという話だから、医者が厚労省や政府高官の真意を付度するのは当たり前だということなのだろう。しかし、政府高官のご意思を忖度し、「病床を削減しましょう」「病院をやめましょう」で本当にいいのだろうか。

頭をよぎった京都のお座敷遊び

ふと、京都のお座敷遊びが頭をよぎった。ジェスチャー表現を使ったじゃんけんで、加藤清正の虎退治を模した「とらとら」という遊びである。障子を挟んで、虎、槍を持った武将、杖を突いた老婆のいずれかを模す。武将は虎に勝ち、虎は老婆に勝ち、武将の親である老婆は武将に勝つという、三すくみの関係になっている。政府高官という武将から言われれば、虎である医者は従わなければ仕方ない。虎は病床を削減し、病院を閉鎖する。

とはいえ、医療というものは、医療従事者のものでも高官のものでもない。地域医療構想の策定が日本経済のために不可避なことは理解できる。しかし、本当に大切なことはいつ患者になるかもしれない住民（国民）の合意が得られるかどうかだ。地域医療構想が策定されることで、医療がどう変わるのかを、果たして住民は知っているのだろうか。診療報酬改定を通じ、病床削減を進めると、〝たらい回し〟が増えたりしないのだろうか。地方に救急を担う病院がなくなり、急患の搬送がヘリコプターになっても不安はないのだろうか。私はヘリの免許を持っているので、ヘリの危険も十分知っている。

そもそも医療機関の自然淘汰ではだめだったのだろうか。使われていない病床、必要度の低い

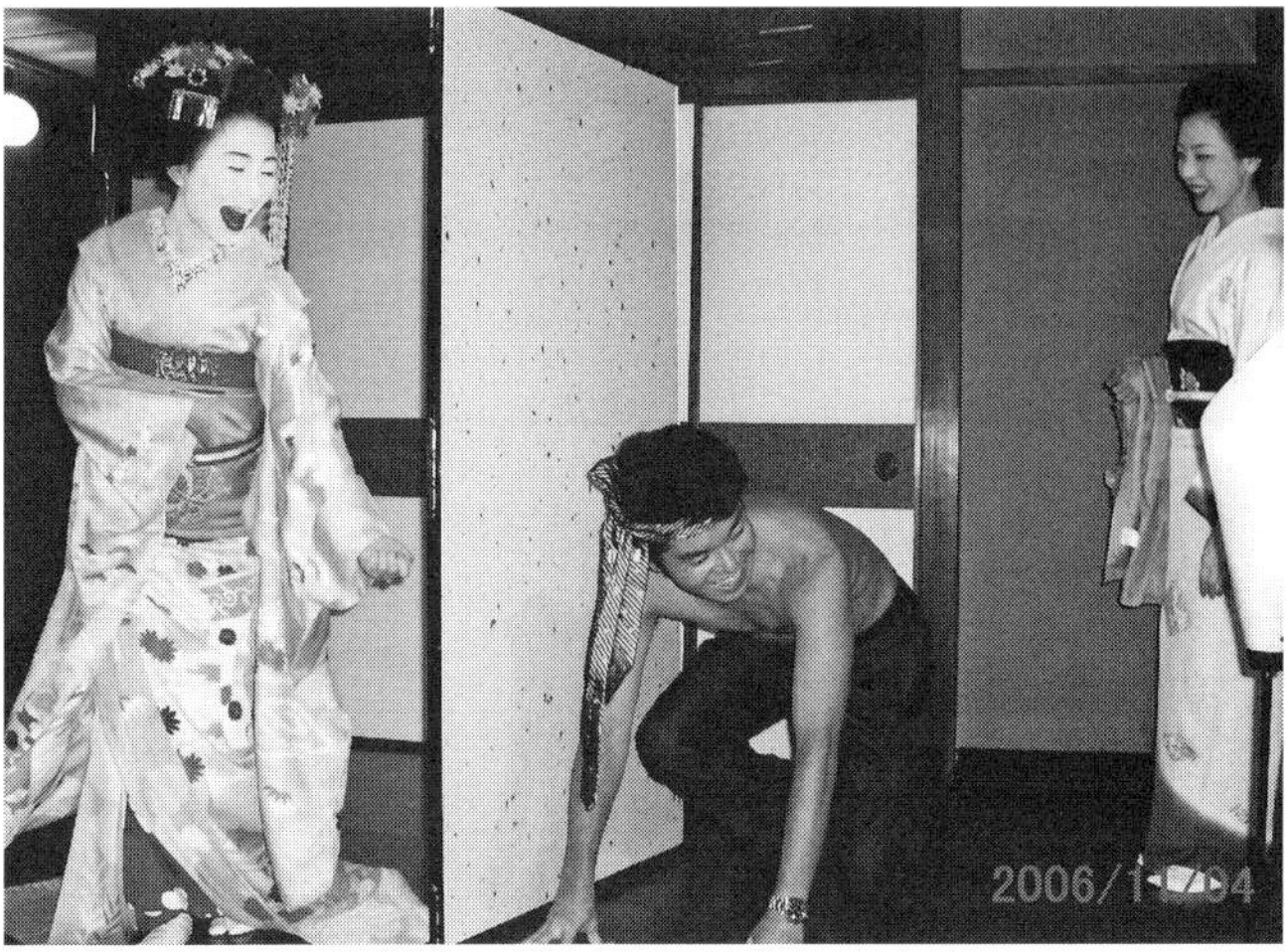

お茶屋で服を脱いではいけません。

病院を行政指導して統合、合併していくやり方もあったはずだ。何より、もし地域医療構想を策定するとしても、策定後に生じる医療現場や医療アクセスの変化も含め、住民にどのような変化が生じるかをよくよく理解してもらった上で議論を進めるべきである。

患者は、武将に勝てる老婆である。槍で刺す武将も、牙をむく虎も、もう一度一緒になって、老婆の立場で考えるべきではないだろうか。そうしないと、将来武将（政府高官）は、老婆に杖で叩かれ、大変なことになるであろう。

『君たちはどう生きるか』と救急受け入れ拒否

2018
2・16

『漫画 君たちはどう生きるか』を読んでみた。

出版不況の中で、100万部を突破する本はさすがに違う。漫画の中に、主人公コペル君を導くおじさんの日記を織り交ぜ、若い世代にも読みやすくなっている。

漫画の原作に当たる『君たちはどう生きるか』が書かれたのは、約80年前のこと。それが、現在でも読まれるということは、本の主題である道徳心というものの本質が、今も昔も変わっていないということの証左だろう。まさに、我々が生きていくときの道標になるような一冊である。

民間病院も救急車を受け入れろと医師会から要請

先月のブログで東病院の救急車受け入れ拒否問題を取り上げた。その直後、期せずして熊本市医師会から救急告示医療機関に対して「救急車受け入れのご協力について」という文書が送られてきた。それによれば、２０１８年、熊本市内の救急出動が昨年比で大幅に増加しており、その影響で、受け入れをストップする救命救急センターまで出ているという。この事態に、民間病院も救急車を受け入れてほしいという熊本市医師会の要請であった。

文書には、熊本市消防局の救急出動に関するデータも掲載されていた。それによれば、２０１８年1月1日から1月21日までの救急出動件数は、昨年から２０８件増の２５９７件。うち、１月15日から1月21日の１週間で、救急出動件数は８２２件に上り、その際、救急隊が受け入れ病院を探すため、病院に何回問い合わせたかを調べたところ、０回（不搬送事案）が91回、１回が５３３件、２回が82件、３回が53件、４回が31件、５回以上が32件であり、最も多く問い合わせを行ったケースでは、なんと9回に上ったという。

病院内で会議を開くに当たり、救急隊から直接現状を聞こうと、アポを取り、熊本市消防局中央消防署に話を聞きに行った。忙しい中、面会に応じてくださった救急課の西岡和男課長と清永正副課長に、まず、東病院の救急車受け入れ拒否を詫びるとともに、改善策についてプロの視点からアドバイスを頂いた。そして、そのアドバイスを基に、２０１８年2月1日、病院内で「救急受け入れ拒否を防ぐには」と銘打って会議を開いた。

救急担当医、担当看護師、夜間事務員、救急隊員で議論

実は東病院では救急医療について、今まで定期的なきちんとした会議は開いてこなかった。今回会議を開くに至ったのは、何より私の予想をはるかに上回る受け入れ拒否の実態があったことが理由だが、２０１７年に年間２００件もの受け入れ拒否をしているならば、今後高齢化が進む時代に拒否件数はさらに伸びるだろうと容易に予想が付いたからだ。

もっとも、院長が「救急車を徹底的に受け入れろ」と指示したからといって、土台、解決できる問題ではない。そこで、まずは意見聴取だと、現場で勤務している救急担当医、担当看護師、夜間事務員などを招集。さらに、熊本市消防局からも、お忙しい中本部職員と現場隊員ら6人に参加していただいた。会議では、事務部、看護部が現在抱えている問題点について報告し、アドバイザーとして、中央消防署の西岡救急課長より救急隊の視点から意見していただいた。

それでわかったのは、救急隊の中にも各病院へ搬送する際のマニュアルがあり、トリアージした上で民間病院への問い合わせを行っているということだ。会議では我々も、重症患者や症状悪化が予想される患者の対応は難しいことを熊本市消防局に伝えた。たった1時間の会議ではあったが、現場職員も一緒になって考えることができ、一定の意義はあったのではと思っている。

2018年1月の東病院の救急車受け入れ台数は152台である。さらに、寒気とインフルエンザ、感染性腸炎の影響なのか、2月1日から2月6日までの6日間は、救急車31台を受け入れた。中には、1日10台の救急車を受け入れた日もあり、そのときは6人が入院した。1月は病床利用率も100%を超えた。

病院の規模を考えると、かなり無理をして受け入れているのが実情だ。しかし、民間病院それぞれがあと少しずつでも頑張れば、基幹病院の救命救急センターの受け入れストップは防げると思っている。民間病院の経営だって今から難しい時代が来るだろう。しかし、何ができるか、何をしなければいけないか考え、コペル君に負けないように頑張らなければいけない。

まさに今『民間病院たちはどう生きるか』が、問われていると思う。

虎、豪雨の中を講演会に出向き旧友と杯を交わす

2018
7・25

7月6日、講演依頼があったので宮崎県延岡市に行ってきた。延岡市は、大分市と宮崎市のちょうど中間地点に位置している。熊本から見ると、真東に当たる。

ならば、手軽に行けるかといえばそうでもない。高速道路は北側の大分市を通るルートか、南側の宮崎市を通るルートのみ。新幹線も通っていないので、鉄道ならいったん北九州まで上り、そこからローカル線で南下するしかない。熊本と延岡の間には九州山地が横たわっているので、大回りの高速道路を使うか、大回りの鉄道を使うか、高千穂の急峻な山越えをするかの選択となる。いずれにしても約3時間はかかり、熊本人は通常、山越えの道を選ぶ。

災害時には正確な情報だけが頼り

出発の日は前日の5日から西日本全体が数十年に一度という豪雨に見舞われていた。死亡者や行方不明者が多いことがわかってきたからだろうか、豪雨が収まった頃から、急に豪雨災害を報道するテレビが増えた。ただ、5日時点で、ここまで大きな被害が出ると予想していた人は多くなかったのではなかろうか。これまでのところ、西日本豪雨では、住民の逃げ遅れがかなり多かったことがわかっているという。確かに、大雨特別警報や大雨警報が発出されても避難しないという人は一定程度いるだろう。ただ、自宅近くを流れる川の水位がただならぬ上昇をしている様子がテレビで報道されれば、住民の逃げ遅れはもっと少なかったのではないか。

ところが、テレビでは「川を見に行ったら危険です」と報じてはいたが、それ以上の情報はほとんど報じていなかった。私の記憶では、5日、6日なんて、「京都桂川の水位が上昇していま す」というニュースを目にしたぐらいではなかったか。その後は、某宗教家の死刑が執行されたとか、某国の少年が洞窟から出られないとかを延々と報道し続けていた。それ以外は、いつものお笑い番組、クイズ番組ばかりだった。しかし、何十年も暮らした家を捨てて避難するには、かなりの決断が必要だ。だからどれだけの豪雨でも、「いくらなんでもうちまでは来ないだろう」

と考えるのが人情というものである。個人的には、あのときリアルタイムで豪雨に見舞われている地域の川の氾濫や増水の様子が映像で報じられていたら、その地域の住民の避難をもっと促せたのではないかと思うのだ。

私も知人が岡山、広島、愛媛にいるので、チャンネルを必死で変えてみたが、川の氾濫ぶりを実況する報道は皆無だった。記者の現地取材が困難ならば、ドローンの映像でもよかっただろう。それがだめなら、せめてSNSの情報を集めて放送するくらいはできなかったものか。

今になっては〝たられば〟でしかないが、熊本地震を経験した者から言わせてもらうと、災害時には正確な情報だけが頼りである。災害という非常時には、24時間、集められる限りの情報を被災者のために報道すべきではないだろうか。そんなジャーナリストはもういないのか。それとも、テレビの報道にはもう頼ってはいけないのか。

大学時代の同期からの講演依頼、山越えして延岡に

さて本題に戻ろう。言うまでもないが、数十年に一度という豪雨の中、山越えして延岡に行くのは危険である。通常ならば講演は中止だったと思う。ただ、今回の講演を依頼してくれたのは、

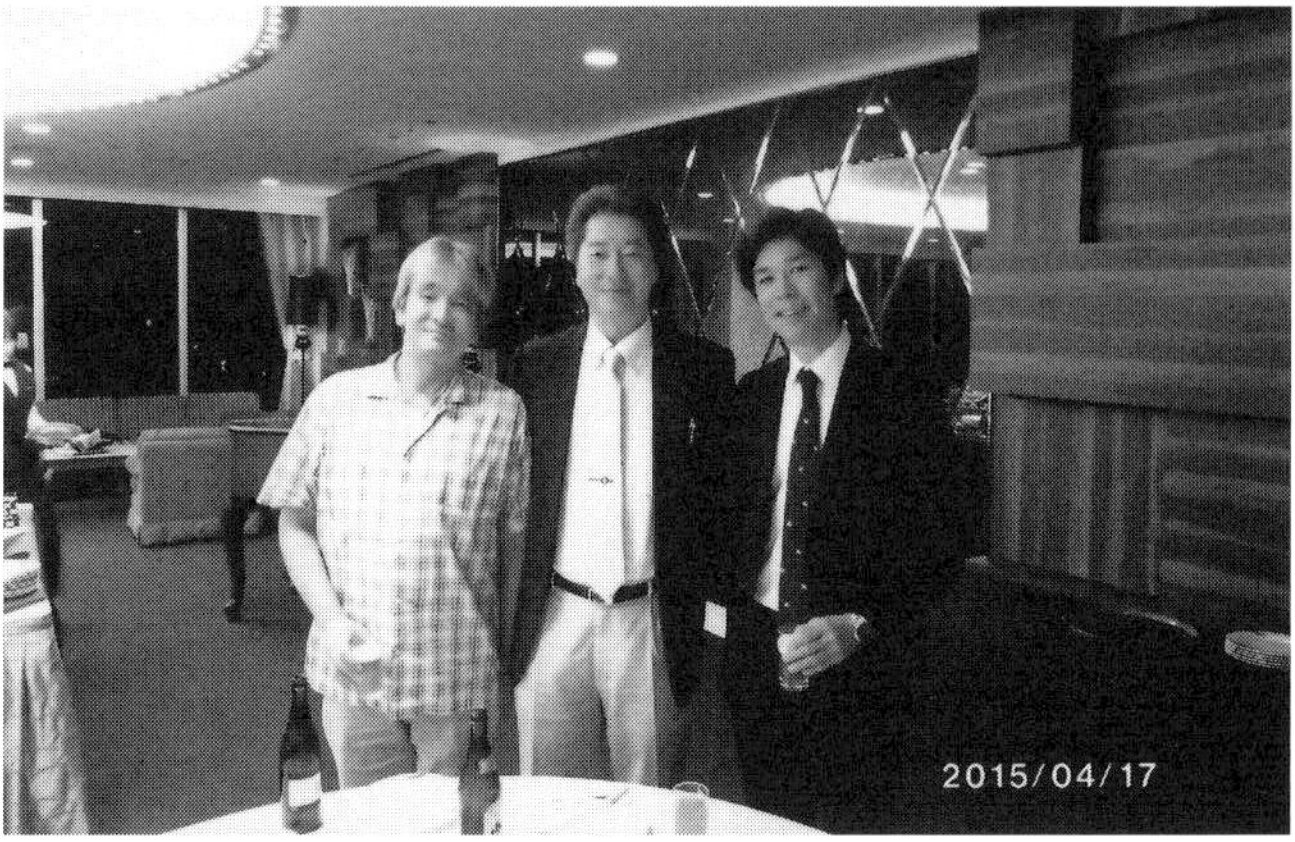

中央が赤須郁太郎先生。

延岡共立病院院長の赤須郁太郎先生であった。赤須先生とは大学時代の同期であり、昔大酒を飲んで大暴れした仲である。現在は宮崎県医師会の理事をされている。当時は彼の座長で私が講演をするなんて想像できなかった。それだけに、どうしてもという思いがあり、延岡に向かった。

講演会では、都城市郡医師会病院の岩切弘直副院長から心房細動について発表があった後、私が今後の病院経営について話をした。延岡も熊本と同じ地方都市。これからの病院経営は、「バブルがはじけた後の経済のような経緯をたどるだろう」と、私見を交えて発表させてもらった。講演会後、赤須先生と2人きりで感慨深い講演会だったと言いながら昔話に花を咲かせた。豪雨被害を思えば不謹慎ではあるものの、日付が変わるまで杯を交わした。

翌日は折しも七夕であった。（その気はないが……）私も赤須先生も、大雨という川を渡ってやっと会えた彦星と織姫の心境に近かったのかもしれない。

民間病院から大学教授を毎年輩出する秘訣

2018
8・17

「教授というのは、目指してなれるものではない」

これは、先日参加した講演会で特別講演をしていた某大学の教授の発言だ。実際に教授になった人が言うのだから、そういうものなのだろう。もっとも、発言の真意が、「教授を目指さなくとも、実績を残せば自ずと教授にはなれる」ということなのか、「前のめりに教授を目指すとむしろ教授になれない」ということなのか、その辺りはよくわからない。

東病院から3年連続で教授が誕生

ただ、私のような凡人にとって、教授というのは、超難関大学に合格するように、あらかじめ目標を立ててコツコツやらないと絶対にたどり着けない存在に思える。いずれにしても、医学部を卒業した医師のうち、教授になれるのはごくごく一握り。だから、知人や友人がそんな存在に就くというのは、私にとってもうれしいものである。

今年8月、東病院に非常勤医として勤めていた遠藤元誉先生が、産業医科大学医学部分子生物学の教授に就任されることが決まった。それに伴い、東病院を退職される。8年間も働いてもらった先生がいなくなることは、病院にとって大きな痛手ではあるが、それ以上に、長年一緒に働いていた先生が教授になるというのは、個人的にはとてもうれしい。さっそく、今後のご活躍を期待して送別会を行った。

と、ここまでは、多くの非常勤医師を雇う病院であればよくある話である。しかしながら、東病院の非常勤医師は、たかだか10人以下。そのうち元教授が2人、現教授が2人なので、これから教授になる可能性のある医師というのは、たった5、6人しかいないのだ。にもかかわらず、（私自身も心底不思議に思っているのだが……）東病院からは、3年連続で教授が誕生しているのだ。

熊本の「登竜門」東病院

２０１６年には、東病院で16年間勤務していた大村谷昌樹先生が、兵庫医科大学医学部遺伝学講座主任教授に就任された。外科の後輩でもある大村谷先生には、私が院長に就任した当初からずっとお手伝いいただき、本当に感謝している。日勤のみならず当直もしてもらった。職員からの信頼も厚く、少なくとも院長よりはるかに人望の厚い先生だった。先生の優秀な娘さんが、私の愚娘と同じ大学に通われており、先生は単身で神戸に行かれるということで、帰ってきた折には、今でも診療をお手伝いいただいている。

２０１７年には、東病院で4年間お手伝いいただいていた廣瀬隼先生が、徳島大学医学部情報統合医学講座の教授に就いた。廣瀬先生は、中学時代からの同級生であり、中学では共に剣道部で汗を流した。彼は昔から非常に優秀だったので、教授になるのも想定内ではあったものの、昔からの同級生が教授になるというのはやっぱりうれしいものだ。自宅でささやかなお祝いをして送り出した。近いうちに、私が行ったことのない阿波踊りに招待してくれると約束している。

そして、２０１８年は遠藤先生の教授就任である。実は今日現在も、非常勤として熊本大学医学部の２人の准教授に手伝ってもらっている。２人ともとても優秀なので、熊本大学の中でも次の教授候補だと思う。なぜ、東病院から続々教授が誕生するのかは、何度考えてもよくわからないが、こうなると、いやが上にも来年は誰が教授になるのかと期待が高まってしまう。

そんなこんなで、熊本県の小さな民間病院から、毎年教授が出続けているという事実は、地域の医師の間でも知られつつあるようだ。そのせいか近頃、東病院が「登竜門」と呼ばれているという噂まで聞く。

竜門とはもともと、中国の黄河中流にある急流を指す言葉であり、竜門を登った鯉は竜になるという伝説から来ている。もしかすると、流れの緩やかな下流で飲んだくれている院長を反面教師として、「これではいけない」と竜門を登る先生が多いのが、東病院から次々教授が出ている理由なのかもしれない。

酒に弱くなってきた虎、衰えを知り始める

2019
6・21

ここ最近、めっきり酒に弱くなってきた。50歳が近づく頃から、薄々感じていたことではある。しかしここ最近は、焼酎のロックを5杯、6杯飲むと3次会以降の記憶がない。

もちろん、同年齢の人からすれば、それでも強いと言われるが、当の本人にしてみれば、〝最強の時代〟と比べて、急激な劣化は悲しいものがある。九州以外の人から見れば「酒が強い弱いなんてどうでもいいだろう」と言われるのかもしれない。しかし、ここ九州に生まれた人間として、「酒が弱い男」と言われると「だめな男」と言われているように感じてしまう。

飲んだ後、記憶を失うのは「ブラックアウト」と呼ばれている。ブラックアウトは、アルコールで脳細胞が破壊されるのではなく、ニューロン内のステロイドが、これ以上の情報を入力できないよう、遮断するために起きると考えられているらしい。つまり、一度記憶した後に忘れてし

まうというわけではなく、そもそも脳に入力されていないのだ。本人は普通に会話し、飲んでいたとしても、記憶がなくなるのはそういうわけなのだろう。

大切なのは「衰えを知る」こと

先日、俳優で歌手の杉良太郎さんが、自身の反射神経の衰えを実感して、率先して運転免許を自主返納していた。この報道を見て思ったのだが、高齢者の運転免許の更新の際は、認知症のテストではなく、反射神経のテストで免許交付の可否を決めた方がいいのではないか。例えば、反復横跳びなどをやってもらい、1分間に一定回数以上ができなければ、交付不可にすればいい。

もちろん、救済措置は必要だろう。公共交通機関がなく、生活していく上で車が必要不可欠という人にはブレーキアシスト付きの車に乗る条件を付けるとか。これには、補助金の支出が避けられないかもしれないが、厳正に対象者を選べば、全国でもそこまで多くはないはずだ。

熊本でさえかなりの田舎までバスが走っている。それ以上の奥に住んでいる人はごくわずかである。加えて、田舎の奥に住んでいる人は、そこまで頻繁に街には出ない。今は移動販売車も徐々に普及している。熊本の田舎の病院では送迎バスの運行をするところも出てきた。高齢者に

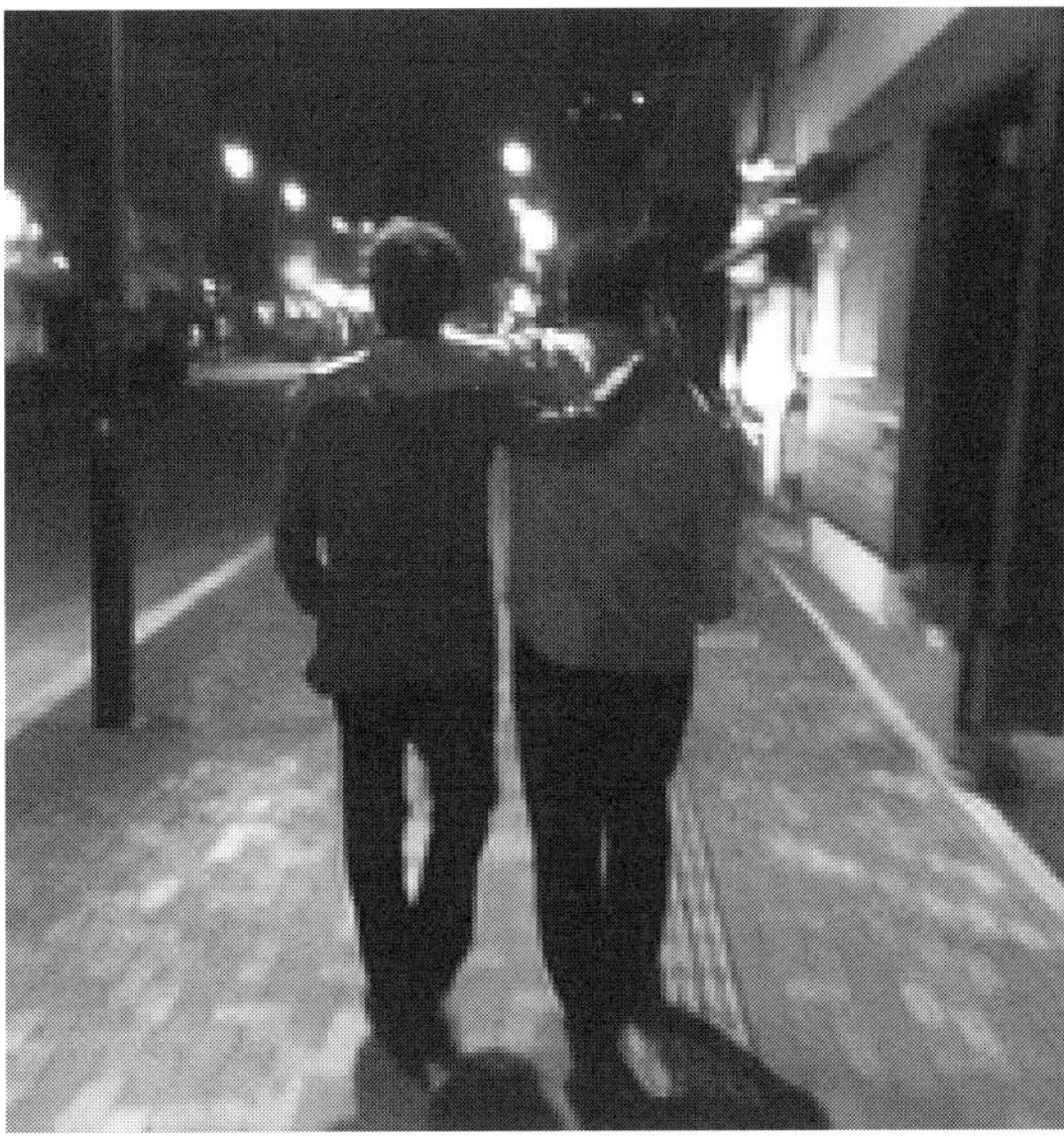

多少の負担を強いたとしても、未来ある子どもたちが犠牲になることはあってはならない。これからは社会問題にしても、医療問題にしても、個々の高齢者ごとの対応が求められる時代になるだろう。

酒の話に戻ろう。まだ50歳過ぎだとはいえ、衰えは感じ始めている。大切なのは「衰えを知る」ことだと思う。プロスポーツ選手は若くして体力の限界を感じたといって引退する。それは彼らが、トップアスリートであるからだろう。最強だった頃の運動能力と比べてどれだけ能力が下がったら、引退を決めるものなのだろうか。私の大学の同級生で1歳年上の有永康一先生なんか、大学時代に

「もう飲めんばい」と言っていた。もしかしたら彼は、アスリートだったのかもしれない。

先週、久しぶりにその有永先生と飲んだ。この写真の時分には2人とも記憶がない。「衰えを知った」2人が夜の街を行く姿がピンボケながらうまく撮れている。ちなみに撮影者は、2人の大学の後輩であり、飲み会に同席した「衰えを知らない」愚娘である。

虎のメディクイズ（問題編）
虎、宴会2日後に心窩部痛でのたうち回る

2019
2・4

年明け早々、大事件が起きた。

1月19日、大分において、我らが同期の星である久留米大学医学部内科学講座腎臓内科部門深水圭教授による「亜鉛研究会」と称する講演会が行われた。熊本から大分まで、車以外の交通手段としては、新幹線で九州最北端の北九州まで行き、そこからソニックという特急で南下して大分に向かう。最短でも2時間半は越える。

決して近くはないのだが、久留米大学の同期が集まるというので、土曜午後の診療後に新幹線に飛び乗った。亜鉛研究会の主催が、医薬品総合卸アトルの大分代表である久木田部長であったことも、出席した理由の一つだった。

深水教授の講演は腎臓の進化から始まり、腎障害時における亜鉛の必要性に至るまで、非常に

興味深いものだった。その後は、深水教授を交えて大分のミシュランの店で関サバ、関アジを堪能した。そのメンバーの中には卒業以来会えていなかった、広島県福山市で荒木医院を開業している荒木英俊先生もいた。彼とは大学時代、出席番号が前後の関係だった。柔道部に所属し、無骨な印象の割に心根は優しい男だ。

当然、大分の夜は長くなる。午前3時まで飲み歩き、ヘロヘロの状態で翌朝、ソニックに揺られながら「やっぱり同期で飲むと楽しいな」と郷愁に浸りながら帰路についた。

と、ここまで読んで、「大事件て何!?」と思った読者もいるだろう。大分で飲み過ぎて大暴れしたわけではないのだ。そう、大事件は熊本に帰ったその後、起きたのである。月曜午前、いつも通り出勤して診察に当たった。熊本でもインフルエンザが大流行しており、すごい忙しさだった。そんな月曜午後のことである。突然、心窩部痛が出現した。

とりあえず、胸写と腹単を撮影に……

午後の診療は、どうにか我慢して乗り切り、「疲れが出たのか、飲み過ぎたのか」と思いながら、胃薬を飲んで、いったん自宅に帰って横になった。でも、心窩部痛から腹部膨満が生じて寝ていられない。頭の中で、胃潰瘍穿孔、虫垂炎初期、急性膵炎もしくは腹膜炎の診断名がよぎる。前傾姿勢で腹部を押さえつつ、東病院に向かった。

「お疲れ様でーす」――。夜間当直のドクターと救急部の職員は私に挨拶しながら、インフルエンザ患者に忙しく対応していた。その後すぐ、救急車が患者を搬送してきた。通常、こういう状況だと「救急車対応は俺がするから」と加勢をするのだが、腹痛は増すばかりで、リカバリー室のソファに横たわるのが精いっぱいだった。こんな中で到底「俺を診てくれ」なんて言えない。

とりあえず、どうにかレントゲン室にたどり着き、技師さんに「忙しいときに申し訳ないが胸写と腹単を撮ってくれ」と頼んだ。技師さんも、あまりに忙しくて「どうしたんですか」とも聞いてくれない。とにかく撮影を終え、自分で読影した。立位胸写でのフリーエアーはない。腹膜炎ではなさそうだ。

走り回っている看護師を捕まえて「忙しいときにすまないが、点滴とペンタジンと採血をしてくれ」と頼んだ。腹痛は相変わらず続いているが、点滴と鎮痛剤の注射で少しは軽減した。自分で腹部の圧痛を確かめる。やはり、心窩部痛が主である。虫垂炎ならば右下腹部に移行してもよいはずだが、依然圧痛点は変わらない。そのうち、採血データが届いた。

私は大酒飲みの割には、採血データは悪くない。肝機能、胆道系酵素はこのときも正常であった。肝炎、胆嚢炎は否定的である。アミラーゼも正常で、膵炎も否定的だ。データ上、異常値は白血球が12000/μLと軽度上昇しているが、CRPは0.03mg/dLと上がっていない。それなのに、この痛みはひどい。もしかして……とある可能性が頭をよぎる。それは、2日前に食した、甘みが強く他の場所では決して味わえないほど、とろける口どけの関サバだった。

「いやいや、ミシュランの店でそんなことはないだろう」という思いと、「あのブロック状の刺身では、いくらベテラン料理人とはいえ肉の中にいたらわからないだろう」という思いが交錯する――。

そう、アニサキスを疑ったのだ。でも、通常アニサキスは食後数時間で症状が出るはずである。土曜夜から月曜昼まで、36時間は経っている。いくらなんでもタイムラグがありすぎるのではないか……。しかし、一度疑ったアニサキスは、なかなか頭から離れない。今まで自分の診療でアニサキスを退治したのは5回ほど。内視鏡の鉗子で摘み取り、ビーカーに入れ、腹痛が収まった患者に対して「ほら取れましたよ」とにこっと笑う自分がよみがえる。

しかし現実的に、忙しさにあふれた東病院において、緊急内視鏡を頼めるものなのか考えた。アニサキスなんか、鎮痛剤で朝まで我慢できないものか。いや、アニサキスといえども腸アニサキスでは穿孔の可能性だってある。そう思うと、鎮痛剤を使ってまでこの痛みは我慢できない。

自分はこんなにヘタレだったのかと思いながら、「基幹病院でなら、緊急内視鏡はできる」という結論に達した。

いざ、済生会熊本病院に電話をかける。「アニサキスみたいなのですが、緊急内視鏡できますか」と尋ねたところ「大丈夫だ」といううれしい返事が来た。

↓解答編に続く。

虎のメディクイズ（解答編）診断は「オペ適応のアッペ」、反省しきりの虎

2019
2・6

実は私自身、済生会熊本病院を受診するのも初めてなら、救急外来に自分が行くのも初めてである。済生会に着いた途端、吐き気を催してトイレで大量に胃液を嘔吐した。済生会の職員さんからはおそらく、「いつも大口叩いているやつが（患者になって）来た」と笑われるのだろうと思いつつ診察を受けた。ここまできたら、医療従事者の方の中には「もしかしたらあれでは……」とわかった方もいるだろう。

そう、アニサキスではなかったのだ。救急担当の先生にも胃内視鏡でしっかり診ていただいたのだが、軽度の逆流性食道炎という所見だった。内視鏡後、アニサキスではなかったのかと一安心して帰った。なぜだか痛みも吐き気も軽減したのだ。その晩は疲れたのか、すぐに寝てしまった（今から振り返ると、この時点で腹痛が軽減したのは、内視鏡前に東病院で投与した鎮痛剤と、

内視鏡施行時の鎮痛剤が効いて一過性に痛みが改善しただけだった）。目が覚めると，以前ほどではないにしろ腹痛がある。大事をとって、点滴と抗生剤で様子を見ることにした。

ところが、結果的にはこの1日が初期治療の遅れを生じさせたのだった。翌日朝には、右側腹部痛が強くなったが、いわゆる虫垂炎時のマックバーニー圧痛点はいくら押さえても痛くなく、むしろ右側腹部に痛みがあった。そこで私は、虫垂炎より憩室炎かもと考えた。とにかくＣＴで憩室炎の診断をしようと考え、再び東病院へ。そこで画像所見を見た眞方紳一郎副院長が「オペ適応のアッペだ」と診断し、再び済生会へ紹介されたのである。

病室に着くなり、副院長の町田二郎先生がお越しになり、「中尾浩一院長がちょうど出張なので」とわざわざ伝えに来られたので恐縮してしまった。生死を彷徨う病気でもないのに、済生会の先生方に多大な迷惑をかけている。さらに、宮下恵理看護部長まで来られ、「何か困ったことはないですか？」と気を遣ってくださる。病診連携で何度もお会いしてはいるが、こんなときちょっと声をかけてもらうだけでもすごく安心する。やっぱりこの人たちはプロフェッショナルだと改めて感じ入った。

昔、自宅に飲みに来たこともある小川克大先生に執刀医をしてもらった。外科の後輩で、術前に部屋に様子を見にきた松本克孝先生に「助手で入れよ」と言ったら「（外科部長の）高森啓史先生が『俺がけんちゃんの手術のカメラをする』って聞かないんですよ……」と言う。誠に恐縮ながら、かつて熊本地域医療センターで一緒に働いたことのある高森先生にカメラ持ちをしていただいて、腹腔鏡下虫垂切除術が施行された。

生まれて初めてのオペ

「オペの準備ができました」と言うので、病棟の担当看護師さんと共に歩いてオペ室に入りベッドに乗った。麻酔医の先生から「はい。大きな深呼吸を続けてください」と声をかけられたと思ったら、静脈麻酔が効いて意識消失。次の瞬間、「終わりましたよ！」の声。なんてストレスフリーのオペなのだろう。

部屋に着くまではネーザルで2Lの酸素を投与されていた。自分の股間をまさぐったが、バルーンもドレーンも入っていない。ベッド上安静ではあるが、病棟の看護師さんに「トイレまで歩行していいか」と尋ねたら、「ふらつかなければいい」との許しを得た。ネーザルが取れた頃、トイレに点滴台を持っていってみた。うっ。尿道痛がある。当たり前だが、術中にバルーンを入れられた実感を味わった。

その後、いったん眠りについたものの、眠りは浅く3時と6時に巡視に来た看護師さんには気が付いた。6時に来た看護師さんに、飲水の許可を得てペットボトルの水を飲んでみた。さすがに気管支に吸い込まれる感じがした。

それからは目が覚めてしまい、ベッド上でゆっくりしていた。考えてみれば、月曜午後に発症し、水曜に緊急手術を受け、今日木曜が術後1日目である。朝日が病室を照らす頃、ベッドから起きてみた。創痛は少しあるが、起きれば歩いてもさほど痛まない。今まで患者さんに「腹腔鏡の手術は開腹より楽ですよ」と知ったふうな口調で言ってきたが、実際こんなに楽だとは思わなかった。朝の抗生剤の点滴が終わってから、看護師さんから「今日は清拭しましょうか」との提案。ちょっとエロオヤジの妄想も浮かんだが「いいえ、体も動かせますからシャワー浴びます」と我慢した。

シャワーを浴びた後、昼食の全粥食が届けられた。食べる前に思わず両手を合わせた。たかだか2日ぶりの食事だが、なんだか神々しい。長い絶食から解放された患者さんにとって、久々の食事は、もっともっと神々しく見えるのだろう。やっぱりおいしかった。日ごろ、料理屋でうまいだのまずいだの贅沢言ってきた自分が恥ずかしい。

排ガス（おなら）は出たものの、便は出ていないので腹部は異常に張っている。これも、空気を入れてオペをする腹腔鏡下手術ならではの術後なのだろう。少し歩いた方が排便を促せると思い、済生会病院内を徘徊させてもらった。その日はゆっくり養生できた。

翌日、小川先生の許しで退院となった。「さて仕事に戻ろうか」と思ったら、眞方副院長から「ふざけるな。ちゃんと自宅安静しろ」と怒られ、仕事復帰は来週からとなった。確かに、術後2日目では体はきつい。ところが、その日の夜はちょうど済生会フォーラムの会議の予定が入っていたので出向くことにした。会議室に着くと、他の先生から奇異の目で見られた、さすがに創部の痛みはまだあり、自宅安静の必要性が改めて実感された。

「客観的視点から診断を下してもらう方が良い」と強く反省

今まで1000例以上、虫垂炎の手術をしてきた私だが、いざ患者になってみるとこの体たらくである。自分を戒める意味で、改めて経過を振り返ってみたい。

まず反省すべきは、アニサキスとの誤診だ。思い込みとは怖いもので〝関アジ〟というキーワードが強すぎて、否定できていなかった。今まで多くの虫垂炎患者さんを触診してきたが、これほどまで心窩部痛が限局していることは少なく、多少なりとも下腹部痛があったように思っていた。虫垂炎初期が心窩部痛というのは分かっていたので、何度も右下腹部の痛みは確かめた。しかし少なくとも、発症後2日目まで全く下腹部の痛みはなかった。ただ腹部膨満はあったので、これが患者さんからすれば腹痛ということなのかもしれない。

次に反省すべきは、内視鏡後にやや腹痛が軽減したからといって油断したことだ。患者さんに対しては、絶食で抗生剤点滴とすべきだろう。アニサキスが否定されたことと腹痛が軽減したことで、ちょっと食事をして腹痛に対する基本的処置を怠ってしまった。いつもは腹痛主訴の患者さんに対し、確定診断までは原則絶食で検査を進めていたが、いざ自分のことになるとすっかり忘れていた。

ここからは、総論的な反省点である。よく「自分の体は自分が一番わかる」なんてことをいう。ただし医師という職業ではそれは当てはまらないかもしれない。医師は、自分の臨床での経験を自分の症状に照らし合わせて診断しようとしてしまう。しかし、当たり前だが自覚症状と他覚症状は違う。自分の臨床経験はあくまでも他覚症状の知識の蓄積である。自覚症状を1000回経験した医師ならば、臨床経験として間違いはなかろう。しかし医師として診断しているのは、ほとんどが他覚症状である。そういうことを鑑みると、やはり「客観的視点から診断を下してもらう方が良い」と強く反省させられた。

今回自分自身にとっては稀に見る大事件だったが、50歳を過ぎて改めて、医療について新たな発見ができたことは大きかった。自ら経験しないと理解できない者は愚か者であるとは思う。ただ、実際自分の専門分野でこのような経験をしてみると、先人の医師が残した闘病記録に目を通すことは非常に大事なことだと思った。

熊本の夜の街では、何日も私が飲みに来ていないことで死亡説まで流れていた。しかしそのうち、個人情報などお構いなしに「盲腸」であったことがバレて、酒の肴として大笑いされていたそうだ。「鬼の攪乱ならぬ虎の攪乱だ」と。その週。熊本では珍しく大雪が降った。

追記：その後、摘出した虫垂の病理診断で虫垂がんが見つかった。結果は「poorly differentiated adenocarcinoma. se」。さて、治療をどうするか——。「Part 3　〝虎〟の闘病日記」に続く。

Part 3

“虎”の闘病日記

第1章 突然のがん宣告から治療方針決定まで

医師は自分の専門分野の病気で亡くなる人が多い――。医師の間ではこんな俗説が昔からまことしやかに語られている。実際、私の師匠も大腸がんで亡くなった。その他、何人もの名のある先輩医師たちが自分の専門分野の病気で亡くなったのを見聞きしてきた。

今、私はそれが単なる俗説とは言えないと思い始めている。なぜならば、消化器外科医である私自分が消化器がん、それも希少がんである虫垂がんに罹患したからだ。以下に綴るのは、しがない外科医の闘病日記である。

「病理診断の結果が出ました。虫垂がんでした」

２０１９年1月21日、それは突然の腹痛から始まった。日経メディカルオンラインのブログに書いたように、最初の見立ては虫垂炎で、済生会熊本病院にて手術となった（１７９ページからの「虎のメディクイズ」参照）。

1月23日に腹腔鏡下虫垂切除術を受けた。私としては人生で初めての病気による入院、手術であった。手術は無事終了し、数日後に退院した。

ところが2月8日、済生会熊本病院外科部長の高森啓史先生から突然私の病院に電話があった。本来主治医である小川克大先生から連絡があるのが筋だが、外科部長直々の電話であった。瞬間、2つの可能性が私の頭をよぎった。一つは、旧知の外科部長だからわざわざ直接電話をくれたというもの。そしてもう一つは、悪い報告だから主治医には荷が重いため外科部長が代わって電話をかけてきた。

答えは後者であった。「摘出臓器である虫垂の病理診断の結果が出ました。虫垂がんでした」。高森先生が極めて冷静に伝えようと気を遣われていることが声からもわかった。

「そうでしたか。今からでもお伺いしていいですか」。私もできるだけ冷静を装って答えた。しかし、この一言から私の世界が変わった。というか人生の終わりが見えた。

告知する側だった人間が告知される側に

今まで「死」を実感したことがないわけではない。20歳のときオートバイ事故を起こし頭蓋底骨折、髄液鼻漏の重傷を負った。26歳のときにはヘリコプター墜落事故も起こしている。でもこれらの体験はそのときアッという間に生じた「死」の実感である。虫垂がんの宣告はそれとは違う。ゆっくりと迫り来る「死」の実感である。

この実感を味わった瞬間、「怖さはあったか」と問われればそうでもない。それよりは驚いた。死の恐怖よりも「そういうこともあるんだ」という驚きが先行した。人間の脳の奥底で起こる一種の現実逃避なのかもしれない。あるいは外科医という職業からくる冷静さかもしれない。

がんは誰にでもできる。それを告知されるのはほとんどが突然だろう。私自身、外科医として今まで何人もの患者さんやその家族にがんの告知をしてきた。既に重篤な症状がある方でも、医師から実際にがんであると告げられたら、人は大きなショックを受ける。それまで告知する側だった人間が、今回告知される側に回ったのだ。あのときの驚きは、単純に戸惑いだったのかもしれない。

車の窓から見える景色がこれまでとは違っていた

虫垂がんは消化器外科の専門分野なので、予後は大体わかっている。「虫垂がんは予後不良」である。大腸がんの一種である虫垂がんはそもそもが珍しい病気で、大腸がん全体の１％にも満たないとされている。虫垂炎との区別が難しく、早期発見が極めて困難なため、虫垂炎として手術をして初めて、がんが見つかるケースが少なくない。

この病気を宣告された気持ちを例えるとすれば、学生時代の夏休み初日、これからすごく長い休みが始まると思っていたところに突然、「あと数日で学校始まるよ」と言われる感じである。突然そうなれば宿題もできず慌てるしかない。

そうした様々な感情をどうにか抑えつけて、自分で運転して済生会に向かった。車の窓から流れていく景色を眺めると、見える景色がこれまでとは違っていた。

景色が違うって、今までも他人が言うのを何度か耳にしたことがある。今までは、景色が違って見えるのは、その人が動揺しているせいだと思っていた。しかし、今回自分がそれを体験してみて、それは動揺とは違う気がした。

「景色が違って見える」という感覚は、ほとんどの人が日常で実際に経験していることである。

受験勉強に明け暮れてやっとテストが終わり、合格通知が届き解放感とともに景色が違って見える。あるいは長年うまくいかなかった仕事が成功したりすると苦痛だったオフィスが一転して楽しく明るいオフィスに違って見える。

この逆の場合もある。失敗により暗い景色に見えたり、不快な景色に見えたりすることもあるはずだ。誰でもこんな経験は何回かはあるはずだ。これは心の状態の明暗が影響するからだと思う。私が以前に思っていた「心の動揺」に起因するものだと考えられる。

しかし今回の私の「見る景色が違う」というのは、心の明暗の変化とは違うようだった。心でなく脳が勝手に反応している感じであった。視神経から網膜に投射された映像が、通常伝達される後頭葉の視覚野とは少し違う場所に入ってしまったような感覚である。

脳が記憶の中に留め置くように指令を出した

この境地にはなかなか普通の人は理解できないだろうから、この感覚に近いと思われる状況を考えてみた。

自分が毎朝通勤している道があるとしよう。その風景は季節の移り変わりや、交通事故などがない限りあまり目にとめない。そりゃそうだろう。毎朝家を出るたびに「おお今日もこの道は素敵だ。スマホで写真でも撮っておこう」と思う人は、記憶になんらかの障害があるか、過度の感受性をもった人間であり、一般的に見れば変人である。

ただ、この見飽きた景色が時として新鮮に映ることがある。どんなときかといえば、例えば朝のテレビ中継で家の前の道路が急に映し出されたとき。大抵の人ならば「おお。家の前の道路だ」と画面に食い入る。テレビに映ったからといって、普段と見ている道路となんら違いがあるわけではない。毎日見ている道路を見ても、普通感嘆の声を上げる必要はない。しかし、いつも自分の目で見ている画像がテレビ画面を通して脳に伝達されることで違う画像に見えるのだ。

がんの告知を受けた後の「景色が違って見える」状態は、いつも見ているものが記憶の中にある映像と明らかに変わった感じであった。これも生体防御反応の一つなのかもしれない。生体（私の身体）の有効期限がわかったので、懸命に脳が記憶の中に留め置くように指令を出したとも言える。「しっかり録画しておけ。見納めかもしれない」と。

分化度も悪ければ深達度も悪いがん

済生会熊本病院の駐車場に車を入れ、外科外来に向かった。高森先生の診察室のドアを開けた。高森先生は「組織でがんが出たんだよね」と冷静に話し始めた。ここまでは電話で聞いていたこともあり、特別な感情は湧き上がらなかった。しかし次の瞬間にさらなる絶望が私を待っていた。

高森先生が組織検査の結果が書かれた1枚の紙を私の前に差し出した。それは摘出した臓器の病理結果であった。「poorly differentiated adenocarcinoma. se」。この文字が目に飛び込んできて脳が吸収、そして心の中でつぶやいた。「本当に終わった」と。

簡単に説明しておこう。前半の英語「poorly differentiated adenocarcinoma」、これはがんの分化度と組織型である。がんの顔というべきものである。低分化腺がんと訳される。動物にも様々な種があるように、がんにもいろんな分類がある。その中の一つが分化度である。がんの場合は高分化、低分化、未分化とある。分化とは細胞の成熟を指す。成熟していない細胞ほど活発に増殖し悪性度は高い。

こんな例えが正しいかわからないが、人間的に未熟な不良ほど凶悪事件を起こしやすいというところだろうか。今回私の組織型は低分化であり、悪性度が高いということになる。念のため言っておくが、これは私自身の人間性が未熟ということとは関係ない。

次に後半の英語「se」。これは深達度である。深達度とはがんがどれだけ深く進んでいるかである。虫垂がんを含む大腸がんは、がん細胞が腸の内側の壁からだんだん深く外側へともぐっていく。一般に言う早期がんとは深達度が浅く、進行がんは深達度が深い。seというのはがん細胞がどんどん深くもぐっていき漿膜を越えて腫瘍が露出している状態である。こんな例えが正しいかどうかわからないが、パンツに付いたおしっこのシミがパンツを通り抜けズボンまで達しているような最悪な状態である。結論として分化度も悪ければ、深達度も悪いということになる。

もし医師が自分の病理結果としてこれを目にしたならば、ほぼ全員がショックを受けるだろう。私もがんと聞いたところまでは一縷の根治治療の望みを抱いていた。しかしこの病理結果を見た瞬間に崖から蹴り落とされた気分となった。「時既に遅し」である。

エビデンスが確立した確固たる治療法はない

この結果を受けて、外科医の自分が解釈したことをまとめてみる。

なんと言っても虫垂がんである。腹膜播種や転移を伴っているケースが多く予後は不良である。

5年生存率は約20パーセント程度。つまり5人に1人は5年間生存する。言い換えれば5年以内に5人のうち4人は死ぬ。さあその1人に自分が入るかどうか。

しかも、虫垂がんにはエビデンスが確立した確固たる治療法はない。虫垂がんが見つかった時点でロシアンルーレットの始まりというわけだ。ところが、病理検査の結果を見ると、ピストルの弾倉には弾が全部込められているようである。5回に1回あるはずの空はなさそうだ。これではロシアンルーレットにはならない。「撃てば死ぬ」という感じである。もし助かるとしたら、ピストルから弾が出ず、〝不発〟になることを祈るしかない。しかしそれも期待できそうもない。5人中1人に選ばれるには、医学的により分化度が高いがん、そして深達度が浅いがんである必要があるからだ。

まだ52歳、諦めるか治療法を探すか

形勢は圧倒的に不利。そうわかってはいても、私はまだ52歳。諦めるか、治療法を探すかを考えることにした。しかし高森先生や家族に相談したら、「治療しないなんて、何言ってんだ」と、諦める選択は早々に退けられた。

これだけ周囲に医師がうじゃうじゃいれば、何かしらの治療はしないと皆納得しないだろう。治療する意味が本当にあるのか、迷いはあったが、とりあえず全身の画像検査をすることに決めた。

全身検査をすることは医師として恥ずかしながら初めてである。もし毎年人間ドックを受けていれば虫垂がんが早期に見つかっていたかといえば、それはどうとも言えない。しかし、がんになってからそんなことを悔やんでも仕方がない。私が言える立場ではないが、やはりある程度の年齢になったら人間ドックは毎年受けるべきかもしれない。

ただし、私が受ける全身検査は人間ドックを受けるのとは全く違う。がんがあるかないかの検査ならば希望もあるのだが、既に悪性度最悪のがんが見つかった後の全身検査である。負け戦の感が拭えなかった。

２０１９年2月22日にＰＥＴ、２月27日に胸腹部造影ＣＴを予約した。ちなみに2月27日は仲間と毎年バカみたいに飲んでいた私の誕生日である。「多臓器浸潤」や「転移」といったプレゼントなんかいらない、と思った。ＰＥＴは全身を見ることができるが、肝臓がんや肺がんの一部などは描出されないとのことで、そこは造影ＣＴで補うことにした。ただ、仮に転移がなかったとしても、現在の追い込まれた状況はさほど変わらない。また、転移があったとしてエビデンスが確立した治療法があるかといえば、これまた残念ながらない。自暴自棄的に言い換えれば〝趣味で受ける全身検査〟ということになる。

左側の下行結腸にもがんらしきもの

全身検査の結果は意外と良かった。心配していた肺や肝臓への転移は認められなかったのだ。しかし、ここでまた新たな問題が発生した。PETで虫垂がんがあった右側の大腸でなく、左側の下行結腸にがんらしきものが見つかったのだ。「最悪だ」。

虫垂がんの治療には、少しだけ生存率を上げるかもしれない方法として追加の結腸切除というものがある。もしも全身検査をしてどこにも転移がなかったら、脈管侵襲などを考慮して虫垂近くの大腸リンパ節を手術で取ることも考えていた。もちろんこれで長生きできるかどうかわからないが、1年が2年、もしくは3年には延びるかもしれないと思っていた。そこにもう一つ反対側に大腸がん疑いである。本当にツイてない。

「日頃の行いのせいだ」と言われればそうかもしれない。行いの悪さは思い出しても思い出せないくらい心当たりがある。しかし本当に悪行に悪性度が比例するなら、大腸だけでは済まないはずだ。がんが見つかった時点で、間違いないなく全身くまなく多発転移しているはずである。ということで今回のことは私の素行とは多分関係ない。それにしてもツイてない。

せめて同じ右側の大腸なら、虫垂術後の追加切除で一緒に取れるのに、なぜか反対側。本気で取ろうとするなら大腸全摘しかない。ということは残りの人生は人工肛門ということになる。

とりあえずＰＥＴで見つかったホットスポットを実際に見てみようということで、３月４日に下部消化管内視鏡検査を予約した。負け戦ながら長期戦の様相を呈してきた。こんな検査、いつまで続ければいいのだろう。既に心は折れていた。この心が折れながらの検査がキツイ。通常検査で「異常なし」と言われればうれしい。そりゃ私も異常があるよりない方がいい。しかし「異常なし」でも最初に見つかった虫垂がんはある。

では、どうして検査をするのかといえば、どれだけ早く負けるのかを知っておこうという感じである。負け戦でも関ヶ原の戦いみたいに１日で終わればいいのだが、いずれは負けて首を取られることをわかりながら戦を何日も続けなければいけないのがとてもつらい。そういう状況に追い込まれた昔の武将たちが城から逃げ落ちる気持ちがよくわかる。私も一瞬ながらこの不毛かもしれない戦いから逃げ出そうと考えなかったわけではない。次から次への検査。検査すれば異常が見つかる。その異常部分を見るためにまた検査。さすがの私も肉体的にも精神的にも参ってしまった。

大腸ポリープの病理結果は良性

大腸内視鏡検査は済生会熊本病院の消化器内科の先生にしてもらうことになった。3月4日、検査の前に失礼とは思ったが内視鏡担当の先生に思いのたけをぶつけてみた。「先生もご存じかとは思いますが、既に虫垂がんが見つかっています。もし下行結腸に進行がんがあれば治療はしないつもりです。でも先生が内視鏡で取れると思われたら多少のリスクがあっても取ってください」と切羽詰まった感じで言わせてもらった。

それに対して先生は「はい、わかりました。でも、ポリープも結構ＰＥＴに写りますから」と慰めなのか、このおっさん何を切羽詰まっているのかと思われたのか、先生は極めて冷静にこう答えた。そして検査途中に「有茎性の腫瘤がありますから取りますね」と声があり、丁寧に切除してもらった。2日後の3月6日、このとき取ったポリープの病理結果は良性ということが判明した。「大腸全摘は避けられた……」。負け戦続きの中での小さい戦いで初めていい結果が出た。

がんは既に切除、明らかな転移はない、さて治療をどうするか

大腸検査の結果を踏まえ３月６日、熊本済生会の外来を訪れ、高森先生と治療方針の相談をした。振り返ってみれば1月21日から始まった虫垂炎騒動からもう1カ月半近くが経ってしまっている。

でもこれは仕方のないことだ。今回だって、大腸検査で取った腫瘤の病理検査には実際は何日もかかるはずであった。３月４日に取った組織の検査結果が３月６日にわかるなんて驚異的な速さである。特別急いで結果を出してもらっていることがわかる。たぶん各部門の先生方には、がんになって大騒ぎをしているバカ医者のせいで多大なご迷惑をおかけしたに違いない。

しかし本番はここからである。虫垂がんはあった。がん本体は既に切除してある。画像上ではあるが、他に明らかな転移はない。しかし虫垂がんは進行がんであった。では、こうした検査結果を踏まえてどういう治療をするか――。

ここで一般の人は不思議に思うかもしれない。がんは取ったし転移もないのだから、このままでいいのではないかと。しかし実際のがん治療はそう単純なものではない。画像診断はあくまでも補助診断に過ぎないからだ。画像診断でがんを認めなくても、細胞レベルでがんが残っている

かもしれない。ただしそれは、取り出した臓器をいちいち組織検査しなければ白黒つかない。

提案された治療方針は「回盲部切除術」

1月の腹腔鏡下虫垂切除術のときは、当然がんの存在は想定していない。虫垂炎は虫垂の炎症という良性疾患なので、当然炎症部分を切除するだけだからである。もしも初めから虫垂炎ではなく虫垂がんとわかっていたならば、術式は全然違ったろう。虫垂の近くを取り巻いているリンパ節まで全部取る手術となったはずである。

というわけで、高森先生から提案された治療方針は「回盲部切除術」であった。まあこの条件で何かするならば、この手術だと私も思ってはいた。しかし、本当に追加手術する意味があるのだろうか。別に手術が怖いわけではないのだが、意味なく腹を切られたくない気持ちはある。もし取ったリンパ節に何の異常もないとしたら、何のための手術かわからない。

一方、本体が進行がんであったことを考慮すれば〝念のため〟取っておいた方がいいのではとも思う。ここは賭けである。しかし医師たちに囲まれた私の環境では「賭けには出ません」なんて到底言えない。そこが医師のつらいところである。

自分が主治医で、同じ条件の52歳の患者から「手術した方がいいですか」と聞かれた場合を考えてみた。その人の全身状態にもよるだろうが、毎晩街で酒を飲んでいる元気な52歳ならば、説得してでも回盲部切除を勧めるに違いない。

大腸がんのスペシャリストの意見を聞きに熊大へ

この結論に心は傾きながらも、大腸がんのスペシャリストである熊本大学医学部消化器外科の馬場秀夫教授にご報告を兼ねてお会いする時間を作っていただいた。

電話で話すことでもなかろうと思い教授室を訪ね、これまでの経過を報告した。そして虫垂がんの組織結果を教授に手渡しながらずっと心にあった迷いを思い切って言ってみた。「教授から見られて本当に手術する意味はありますか？」。

今振り返っても、本当に失礼な質問だったと反省することしきりである。熊本の外科を牽引するトップの教授に手術の意味を尋ねてしまったのだ。「手術する意味がないと思うなら俺に聞くな！」と罵倒されても仕方がないところだが、馬場教授は病理結果を手に取り、真剣な眼差しでその1文字1文字に目を通された。教授室は数分間、真空状態となった。

馬場教授には長年公私にわたってお世話になり何度もお目にかかっているが、こんなに熟考される教授を見るのは初めてだった。どんな大きな学会でも、スーパーコンピューター並みの頭脳をもっていかなる質問も瞬時に答えておられる場面しか見たことがない。日本のみならず世界をまたにかけて活躍しておられる消化器がんのスペシャリストが私の病理結果を持って長考されている。その光景を見るだけでも感動してしまった。

そして馬場教授がゆっくりと話された。「回盲部は取った方がいいでしょう。しかし取らなければ、いや取らない選択をするならば頻回に検査していくべきです」。これで私の全ての迷いはなくなった。

ここまでやって再発するなら患者も納得できる治療法

このとき、馬場教授の言葉を私がどう捉え、迷いがなくなったのか。

私のような外科医の末席に座るような人間が、手術した方がいいだの、手術しても意味がないだのと判断することは、最先端の治療を行っている医師や、もっと多くの経験をしている医師から見れば甚だ愚かな行為なのではないか、という思いがあった。

もちろん私も虫垂がんの文献はいくつも目を通した。しかしそれでも何がベストなのか、結論は出なかった。私と親しい医師仲間はどうしても感情論が先行してしまい、「何かしなくては」という思いから「今できる治療は何か」という議論になってしまう。これでは後先考えずに戦うことと一緒である。どうせ負け戦だと割り切るのならば、確かに何をやってもいいのだが、あくまで自分の人生の終末は自分で決めたかった。

そこで高森先生と馬場教授にご相談した上で、最終結論を自分で出そうと考えた。お二人が出した答えは全く同じであった。「やっても無駄かもしれないが、最低ここまでやって再発するならば患者自身も納得できる治療法」という意見であると私は解釈した。実は私も同じ考えであった。やはりこの方法、回盲部切除術しか残されていないのだ。

３月17日に済生会熊本病院に入院し、翌18日に腹腔鏡下回盲部切除術を受けることが決まった。なんだかんだ言いながら結局手術かよ、と思われるかもしれない。しかしこれでも様々な検査を受け続ける間にいろんなことを考えた。というより検査のたびに仕事を休まねばならず、開業して初めてに近いほどゆっくりと休むことができた。そしてその間、病気、治療、死生観、病院の今後に至るまで、色々なことを考える時間があった。

第2章 立場が変われば考えも変わる、がんになって考えたこと

透析治療中止事件で尊厳死について考える

今回自分に進行がんが見つかって、特に深く考えたことは「死」についてである。

折しも2019年のこの頃、東京の公立福生病院で起きた人工透析中止の事件がテレビなどでよく取り上げられていた。同病院の外科医が都内の腎臓病患者の女性（当時44歳）に対して人工透析治療をやめる選択肢を示し、透析治療中止を選んだ女性が1週間後に死亡したという事件だ。他に30代と55歳の男性患者も治療を中止し、このうち55歳男性の死亡も確認された。これらの行為は、患者の状態が極めて不良のときなどに限って治療中止を容認する日本透析医学会のガイドラインから逸脱しており、都は立ち入り検査に入っていた。

その報道を見て何度も違和感を覚えた。単なる定義の問題かもしれないが、テレビでは尊厳死と消極的安楽死を同じものとして報道していた。確かに日本尊厳死協会などは、事実上の消極的

安楽死を「尊厳死」と定義し、法制化を求めている。しかし、私はこの定義には違和感を覚える。尊厳死と安楽死は違うものだと私は考えている。ここで安楽死が正しい選択か間違っているかの議論はしない。少なくとも今の日本では積極的安楽死は違法だ。

実際に医師の中でも尊厳死を安楽死の一部とする考え方には反対意見が多いはずである。もし尊厳死を消極的安楽死とするならば、もしくは安楽死の一部と定義するならば、世間から「あの医師は安楽死をしている医師」と言われることになる。家に帰って妻や息子から「お父さんは安楽死をさせている医者なの」と聞かれることになる。そのとき「広い意味ではそうだよ」と私自身は答えたくはない。

死が間近に迫っている人に生き方、死に方の選択をしてもらうこと

私を含め多くの医師の中での解釈は次のようではなかろうか。積極的であれ消極的であれ安楽死というものは、当面死ぬ予定のない人を死に至らしめる行為である。これは法律上当然犯罪である。医師だろうと誰であろうと人を殺してはいけない。

一方、尊厳死は少し違う。死が間近に迫っている人に生き方、死に方の選択をしてもらうこと

だと私は考える。もちろんその場合、死に方の選択が社会通念上正しいかどうか確かめなければならない。一人の医師の判断では不確かだろう。複数の医師で判断するべきである。院内に倫理委員会があり開催できればなおいい。そこで出た結論をもう一度本人、家族を含めて説明し、しっかりとした同意とその書面をもって医療行為を決定するのだ。

テレビでコメントしていた女性医師が「今回の公立福生病院の件ではいったん始めた透析治療を途中でやめたことはよくない」と言っていたが、はたしてそうだろうか。透析も患者にとって決して楽な治療ではない。つらくてもうやめてほしいという患者がいてもおかしくない。もちろん医師が一方的に中止するのはいけない。しかし今回は本人と家族の同意とその書面があり、上司にも報告されていたという。

いったん開始した治療は全てやめてはいけない、というのは違和感がある。一度その治療を選択したなら死ぬまでやめることは許さないというのは、本人には場合によっては拷問だろう。確かに現在は気管挿管中の患者の人工呼吸器をやめる行為は禁止されている。何度か患者家族の希望で人工呼吸器をやめた医師が問題になったことがある。これは人工呼吸器が装着されている患者の意思の確認が取りにくいということも一因としてあるだろう。

もちろん事前指示書などで意思確認ができている一部の場合を除いて、気管挿管後に正確な意思確認を行うことの困難さが治療中断を難しくしている。しかし最近は、気管挿管されても目の動きだけでも意思疎通が図れることもある。今後、気管挿管の治療の是非も含めて検討されるべきであろう。

医師がどんなにいい治療と思っても、本人の明確な意思の下でその治療を拒否するならば、医療行為をするべきではないと私は思う。今回問題があったとすれば、透析中止後、本人の口で治療再開を求めていたという点だろう。本当に本人の明確な意思で治療再開を望んだのであれば再開するべきであったと思う。

手術しない権利は最後まで自分に

よく、医師は生殺与奪の権利を有するなどと言うが、とんでもない間違いである。患者の求めに応じて治療するだけの権利である。また同じテレビ番組で尊厳死のもっと厳密な法制化が必要ではないかと話題に挙がった。その中で元厚労省の役人が「あまり厳密な法制化はしない方がいい。医師の裁量に任せた方がいい」と言っていた。役人がしばしば口にする言い方である。

「医師の裁量」。そう言うならば今回の透析問題も医師の裁量だったのではないか。でも結果的には病院に立ち入り検査が入り、役人がその与えた裁量とやらを裁くことになった。それならもっと厳密な法制化をしておかないといけないのではないか。これでは国や厚労省が社会からの批判を受けたくないために、医師に裁量を与えておくとしか思えない。

今回自分ががんとなり、自分なりにたくさんの方の意見を聞いて手術を決めた。しかし手術しない権利は最後まで持っていた。がんにしても他の不治の病にしても、治療するかどうかなんて本人に決めさせてほしい。そりゃ中には治る病気であっても自暴自棄になって治療しな人もいるだろう。しかし治療しないことは罪だろうか。自殺はいけないと思うが、病気によって死が迫っている人間が、人生の最後に与えられる選択肢を自分で選ぶことがあっていいと思う。

そういう私も、自分ががん宣告されるまでは、治る病気ならば本人を説得してでも治療するべきだという考えの持ち主であった。

術前に暴飲暴食してから入院してきた歌舞伎俳優

以前、ある有名歌舞伎俳優が私の知人が経営する病院でがんの手術を受けたときの話である。知人の話では、歌舞伎俳優は術前に毎日暴飲暴食してから入院してきた。体はボロボロになり体重も一気に10キロほど増えていた。その姿を見て知人の医師は「そんな状態では、術後合併症を起こすのは当たり前だったよ」と言っていた。案の定、術後ほどなくして亡くなったという。

その話を最初に聞いたとき私も「有名芸能人なんて無茶苦茶しそうだね。術後に合併症で死んだのは自業自得だ」と話していたのを覚えている。わがままな芸能人は本当に困ったものだ、という思いも持った。

しかし立場が逆になると考え方や物の見方も１８０度変わるものだ。私は自身ががんになって、そのことを身をもって実感した。

手術前に友人、知人に会い飲みまくる

通常入院して手術するならば一定期間仕事を休まねばならない。また知人や友人とも会えなくなる。私も曲がりなりにも病院の経営者であり院長なので、術前に報告しておかなければいけない人が何人もいた。

院長代理をお願いする副院長をはじめ病院の勤務医、幹部職員には病状、不在期間、不在中考えられるだけのリスクやトラブルの対処法などを説明し、対応をお願いしなければならなかった。

勤務表の変更をはじめ、患者さんについての申し送り、外来患者、入院患者の主治医変更なども必要であった。患者でもあるが友人、知人という関係の人が何人もいる。特に今までお世話になっている人にいきなり何週間も不在というわけにはいかず、事前に連絡しておかなければならなかった。

そんなことは術後でもいいではないかと思う人も多いだろう。私も自分がこの立場になるまではそう思っていた。事後報告で十分であると。これが短期間の入院や良性疾患もしくは悪性でも根治の可能性が高い場合は、私も全て事後報告にしたかもしれない。

しかし友人、知人の中には親兄弟並みに付き合いが深くなっている人もいる。その中でも病院を定期受診している人や定期的に会っている人には、ある程度の話をしておかないと、余計な心配をかけることになる。電話で済ませることもできるが、事が事だけに一度会って話さないといけない人も多かった。

実際に会うと涙する人もいた。となるとシラフというわけにもいかず酒が入る。私の場合術前には体調が特段悪いというわけではなかったので、結果的にほぼ毎日飲むことになった。術前だからと気を付けていたのだが、体重が3キロも増えてしまった。

しかし今振り返っても自分が会っておきたい人に会って良かったと思う。精神的にも励まされた。そして何よりも良かったのは、その人たちに黙って手術するという罪悪感がなくなったことである。中には宮参りや祈願をしてくれた人もいた。この術前の２週間で一生分の涙を見せてもらった。死ぬときは確かに一人だろう。でも死ぬまでは一人じゃないと思った。

そんなときテレビでちょうどシアトル・マリナーズのイチロー選手の引退会見が流れていた。２０１９年３月21日に東京ドームで行われたＭＬＢ日本開幕戦第２戦の試合後に開かれた記者会見だ。記者から「引退することで後悔や思い残したことがないか」と聞かれたイチロー選手は、「今日のあの球場での出来事、あんなもの見せられたら後悔などあろうはずがありません」と答えていた。

私もスケールの違いはあるものの気持ちは同じであった。他人から今どう評価されているかはわからないが、自分ではでき得る限りのことはした。こんな自分のためにたくさんの涙も見せてもらった。後悔なんてあろうはずがない。

歌舞伎俳優は自暴自棄ではなかったのではないか、と気づく

こんな病気に有名人がなれば、私の場合よりもっと大変だろう。私の何倍もの交友関係がある

に違いないからだ。たとえどんな有名人でも、こんな病気になって事前に何も言わずにいきなり休みを取ったとしても誰も文句は言わないだろう。でも自分の体調が許すならば、今まで懇意にしていた人がいれば報告がてら会っておこうと思うものである。可能性が低いとはいえ術死も目の前に見える。そう考えれば、会っておきたい人は一人や二人では足りないだろう。

そう考えると、知人の病院で手術をした歌舞伎俳優も、ひょっとしたら自暴自棄になって飲んでいたのではなかったのではないか。彼は彼なりに今まで築き上げた人間関係を大事にして、その人たちとの最期の時間を大切にしたのかもしれない。それなのに治療する側からだけ見ていた私は、単純に迷惑な患者だと断じてしまっていた。自分ががんにならなければ、そんなことはわからなかった。今はとても恥じている。

術後受けるべき治療法は何が正しいのかわからない

3月18日に予定通り全身麻酔下で腹腔鏡下回盲部切除が行われた。術後1週間で無事退院できた。その後は摘出臓器のリンパ節転移、腹膜播種の検査結果を待った。

4月3日、高森先生の外来にて結果の説明があった。リンパ節転移も腹膜播種も、病理学的に認められなかったとのことだった。全体の経過の中で2回目のいい結果である。結局虫垂炎と思っていたものが虫垂がんであった以外は全ていい結果であった。ただし完治したわけではない。

高森先生とも今後の治療方針について話し合った。抗がん剤のアジュバント療法も考えたが、現時点で転移がないということで経過を見ることになった。なにしろ虫垂がんは症例数が少なく、治療法のエビデンスも確立していない。大腸癌研究会のプロジェクト研究「虫垂癌の臨床病理学的研究」は２０１７年7月にスタートしたばかりである。私が術後受けるべき治療法は何が正しいのか、全くわからない状況なのだ。

ということで、これからの生き方として転移や再発をただ待つことはしないことにした。まずは体調を術前の状態に戻すこと。そして休暇中に迷惑をかけたかかりつけの患者さんや職員のために仕事復帰すること。それをしながら東京、関西、福岡中心に事後報告ながらお世話になった方々に会いに行くこと。そして熊本の親しい医療関係者にも順次報告していくことにした。

こうした活動も一種の終活と言えるかもしれない。後は出たとこ勝負である。「なるようになる」がもともと私自身の生き方である。

今夜も「虎」の名に恥じないように夜の街へ

正直に言うと、「もうお終いだ」「ジ・エンドだな」という思いが浮かんだときもある。人間どうしようもない窮地に陥ったときに使う言葉である。こういう思いになったときに、それを言える人が誰か一人でもいるならば大丈夫である。私には幸いにして周囲にたくさん相談できる人がいた。誰にも言えない。そんな状態が危ない。そうならないように用心しなければいけない。

人生長くなればなるほど、誰しも大きな挫折、失敗を経験する。でも失敗もあればこそうれしいこともある。その喜怒哀楽が人間の人生の面白みでもある。

しかし残念ながら世の中には絶望の中自殺する人もいる。自分が末期がんの経験をしてつくづく思うことは「それはもったいない」である。時期が来れば「どんな方法で死のうか」と考えなくてもいいときがほとんどの人に必ず訪れる。例えば、末期がんの宣告を受けた患者がそうである。

「あと何年か、いや何カ月か」、もしも突然症状が出現して「転移です」「腹膜播種です」と言われたら、その時点から死へのカウントダウンが始まる。その時期がいつ来るのか心配しながら過ごす。そうした心配や不安が完全になくなることはない。それでも毎日の仕事や夜の飲みは欠かさずに続けていく。

がんになる前は老いた高齢者を見て「あんなになるまで長生きはしたくないものだ」と思っていた。しかし、今は違う。「俺には残念ながらあんな老人にはなれない。あの年まで生きられることこそ幸せな人なんだ」と思うようになった。本当の意味で残りの人生が重要になった。

家族に対して、病院に対して、友人、知人に対してしなければいけないことがたくさんあった。とにかく1年間でできるところまでやった。幸いにもがんが見つかって2年目、延期された東京オリンピックも見ることができた。新型コロナウイルス感染症による世界的なパンデミックも経験することができた。

手術して約4年、２０２３年を通常の状態で迎えられたことは正直奇跡だと思っている。友人からは「酒でがん細胞が抑えられているのだろう」とバカにされているのがとても幸せだ。

ここまで生きながらえたのは、一つには済生会熊本病院の方々のおかげである。また、あえて口には出さないが、家族をはじめ、眞方院長以下、東病院の職員に感謝している。そして、私を温かく見守り、取り巻いてくれている人たちのおかげでストレスが半減し、今の私があると思っている。本当に感謝しかない。

「生まれてきて良かった」以上に彼らに「人生で出会えて良かった」と胸を張って言える。「人生に悔いはあるか」と聞かれれば、もちろんある。「彼らともっと飲み、もっと飲ませておけばよかった」。ただそれだけである。

私が心にいつも留め置いている「吾唯知足」である。今夜も「虎」の名に恥じないように夜の街へと向かう。私に立ち止まる暇などない。

あとがきにかえて
がん宣告と病院経営

あとがきにかえて、東謙二氏が、日経メディカルOnlineの連載コラム『東謙二の「“虎”の病院経営日記」』への思いや、がん宣告で考えた病院継承のあり方などについて語ったインタビューを掲載する。聞き手は、2008年の連載開始時の日経メディカル編集長で、前書、本書の編集も担当した医療ジャーナリストの千田敏之氏。

（この記事は、日経ヘルスケア2022年12月号掲載の記事に一部加筆したものです。）

あとがきにかえて　がん宣告と病院経営

日経メディカルの連載には全員反対だった

――日経メディカルＯｎｌｉｎｅの「〝虎〟の病院経営日記」もまもなく連載開始15年、回数も１８０回を超えました。ここまで書き続けてきた感想は。

一番覚えているのは、連載を始める前、とにかく病院関係者、家族、友人など全員が反対したことです。「書くことがあるのか」「恥をさらしてどうする」といった意見もありました。ただ、私は「書きます！」と約束したので、恐る恐る始めたというのが実情です。今なら、ＳＮＳも定着して、自分から何かを発信するのは当たり前ですが、15年前はまだそういう時代ではありませんでした。特に医療界はそうでした。

それでも書き続けると、色々な効用がありました。今になって考えると、その時その時の自分の思いを発信できたことは良かったと思います。書くことで自分の考えを整理することができます。さらに書いた後も、色々な感想を聞くことで、その考えを再構築することもできました。

——テーマ選びは苦労しましたか。

それはもう無茶苦茶大変でした。堅い話じゃなくていい、身の回りの話を書けばいいということだったので、書くこと自体は難しくなかったのですが、回を重ねるごとに同じようなこと、飲んだくれた話ばかりを書いてはいけないと考えるようになり、テーマ選びには苦心しました。地方の小さな病院の院長に、そうそう事件は起こりませんから。

病院を取り巻く環境が激変し、テーマ選びも楽に

——ただ、病院経営も結構厳しくなっていくにつれ、そうそうテーマ選びに困らなくなったのでは。

その通りです。それこそ医療連携の話であるとか、地域医療構想であるとか、最近では働き方改革や、新型コロナウイルス感染症のパンデミックであるとか、病院を取り巻く環境が毎年のように大きく変わる状況で、書くテーマに困ることはなくなりました。

あと、２０１１年の東日本大震災と２０１６年の熊本地震ですね。２０１１年の東日本大震災

では東北に医療支援に行き、その5年後には自分の病院が被災するという事態になりました。連載でも災害医療については、とても多くの回で取り上げました。前に出した『〝虎〟の病院経営日記』には「Part3 〝虎〟と災害医療」で、こうした経験をまとめています。日経メディカルOnlineの連載がなかったら、こうした記録も残らなかったわけで、そういう意味でも連載には感謝しています。

2019年、51歳で突然のがん宣告

――本書、『続〝虎〟の病院経営日記』は、がんの闘病と病院の存続が大きなテーマです。がんが見つかった経緯は？

2019年の正月のことです。宴会の次の日に急激な腹痛に襲われ、それが急性虫垂炎との診断で済生会熊本病院（熊本市南区）で緊急手術をしました。このときの経緯は、日経メディカルOnlineのコラムで2019年2月に書きました。

虫垂を取って症状はすぐに収まったのですが、術後から約2週間後、同院の外科部長から直接連絡があり、「来てくれ」と。すぐに済生会熊本病院に駆けつけたところ、虫垂がんの宣告を受

けました。病理の結果は「poorly differentiated adenocarcinoma. se」（低分化腺がん、漿膜浸潤）の進行がんでした。

私も消化器外科医ですから、虫垂がんは大腸がんの中でも非常にたちが悪いということはわかっていました。既に漿膜浸潤を来していたので、これはそんなに長くは生きられないだろうと覚悟しました。治療をしないという選択肢も一瞬考えましたが、色々な人たちのアドバイスなどもあり、最終的に２０１９年３月に、虫垂切除の追加手術として腹腔鏡下回盲部切除術を受けることにしました。

術後まもなく４年が経ちます。幸いまだ転移や再発、虫垂がんで多いと言われている腹膜播種は確認されていません。

何かを変える雰囲気ではなかった

——がんの手術後、医療法人の持分なしへの移行や、理事長と院長の役割分担を進められたわけですが、それらの改革はがんが見つかる前から考えていたことですか。

頭の中で考えてはいましたが、それはもううっすらとです。もう少し規模が大きく、２００床以上、極端に言えば４００床ぐらいあれば、それはもう必然的に考えていかないといけないことだと思います。ただ当院は診療所に毛の生えたような小規模病院ですから、「無理に変えなくてもいいんじゃないか」「経営体制もそれ相応でいい」といった考えを持つ理事が大勢で、積極的に何かを変える雰囲気ではありませんでした。

ですから、医療法人の持分なしへの移行の話などは、理事会でちらっと話したこともありましたが、具体的には全く進んでいなかったのが実情です。

地域医療よりも職員の雇用が大切

極端に言えば、２代目の私の代でこの病院を終わらせてもいいという気持ちであったなら、あまり手の込んだ改革はしなくても良かったでしょう。しかし私は、この病院を永く存続させていくために、それなりの改革はしておかなければならないと考えていました。

振り返ってみると、私が医学部に行って医師になり、東病院を継いだ根源的な理由は、この病院を存続させるためでした。存続させることで「おやじを喜ばせたい」という思いはそんなに大きくありません。せいぜい10%くらいです。残り90%はこの病院に勤めている人たちの雇用、生活を守らなければいけないという気持ちです。

仮に私以外の人物が病院を継いだとしたら、規模を縮小したり、売ったりするかもしれない。父親と何十年も一緒に働いてきた人間を簡単にクビにしてしまうかもしれない。病院で長い間働き、支えてきた人たちを一番大事にできるのは、長男で病院を継いだ自分ではないかと考えたのです。

――地域医療よりもそちらですか。

もちろんこの病院を守れば、この病院を頼って受診してくれていた患者さんは来てくれるでしょう。でも、もし東病院がなくなったとしても、患者さんは他の医療機関に行ってそこの医療を受けるだけです。

しかし、長年働いてきた職員たちは病院がなくなったり、クビになったりすれば、職を失い生活に困るわけです。私のように直系の〝後継ぎ〟が病院を継ぐのが、病院とそこで働く職員にとって一番いい選択だと考えたのが、病院を継いだ最大の理由なのです。

進行がんは改革にプラスに働いた

——そしてがんになり、次の世代への継承をすぐにでも考えなければならなくなったとき、医療法人の持分なしへの移行や理事長と院長の役割分担などの必要性が直近の課題として浮上してきたのですね。

特にがん、それも進行がんになって手術をした後、3年先、5年先には自分がもういないかもしれないと思ったとき、これはもう本腰を入れないといけないぞと考えたわけです。

今はたまたま娘2人が医学部に行き、後を継いでくれる可能性もあります。しかし仮に将来、自分の子弟や直系の家族ではない人物が経営に携わることになっても、病院がこの地できちんと存続できる仕組みにしておくことが、理事長である私の責務だと考えました。様々な改革を実行する上で、進行がんになったことはプラスに働いたと思います。

巨額の相続税が発生するリスク

——経営上の大きな改革の一つは医療法人の持分なしへの移行ですが、決断された理由は？

医療法人の永続性という観点に立つと、この持分が大きな足かせとなるからです。持分のある医療法人においては、社員から出資持分の払戻請求が行われると、医療法人が多額のお金を用意する必要が出てきます。よく裁判にもなり、厚生労働省もかねてから問題視してきました。

ただ当院の場合は、払戻請求のリスクよりも、次の世代に引き継いだときに巨額の相続税、贈与税が発生するリスクを避けたかったという意味合いが大きいです。持分のある医療法人の場合、その出資持分は相続財産となります。何十年も医療法人を経営していると、その間の内部留保はかなりの額に上り、出資持分の評価は相当高額なものとなります。

私は、父から理事長を引き継いだ時点で父の出資持分の贈与を受け、数億円という贈与税を支払わなければなりませんでした。２００３年に数億円納めているのに、私ががんで今死ぬと、後を継ぐ人間は再び多額の税金を納める必要が出てきます。これでは医療法人が持ちません。

――手術後、すぐに持分放棄と、持分なしへの移行作業に入られたわけですね。

そうです。「持分なし」の医療法人には複数の類型があり、移行後の類型によって取り扱いが大きく異なります。大別すると、「一般の持分なし医療法人へ移行」「基金拠出型医療法人へ移行」「社会医療法人、特定医療法人へ移行」がありますが、私が選択したのは「一般の持分なし医療法人への移行」です。

実は社会医療法人、特定医療法人も視野に入れなかったわけではありません。しかし、社会医療法人では同族経営は認められないし、特定医療法人も理事の3分の1以下しか親族は認められません。両方とも同族経営に制限がかかります。そうなると同族への継承を今後も続けていきたい立場としては、別のリスクが残ることになるため選択しませんでした。

適正な後継者がいれば変えるべき

――理事たちに持分を放棄してもらう説得はスムーズに行きましたか。

決してスムーズとは言えませんでしたが、当時の理事たち、私の姉妹など親族には「俺はもういつポッと死んでもおかしくない。そうしたらまた大変な相続税がいるんだよ」と半ば脅し気味に説得したら、納得してくれました。ただ、持分なしにする場合の彼らの絶対的な条件は、「新たな体制下で理事に親族以外を入れない」ということでしたので、そこは飲んでどうにか賛成を得ることができました。

――持分なしへの移行はかなり煩雑な作業だと聞いています。

その通りです。厚労省に移行計画を申請し、認定を受けなければなりません。その後、持分なし医療法人へ移行します。当法人は２０２０年に申請し、２０２１年に移行しました。移行完了後も６年が経過するまでの間、毎年運営状況を厚生労働大臣へ報告する必要があります。十分信頼できる事務長や、医療に詳しく優秀な税理士がいたからこそ達成できたと思っています。

――診療所や中小病院では、まだ持分ありの医療法人が少なくありません。アドバイスはありますか。

適正な後継者がいるのであれば、多少の煩雑な手続きがあったとしても法人形態を変えるべきだと私は思います。ただ、後継者が実際に継ぐかどうか、最後は本人が決めることなので、正確には「継承対象者が継承しやすい状態にしておく」というのが正確かもしれません。

あと移行する時期やタイミングも重要です。私の場合は娘の医学部進学が持分なしへの移行を考え始めるきっかけとなり、私のがん手術が実際の作業開始の号令となりました。

10年勤める副院長を院長に

――手術後、理事長と院長の兼任もやめ、理事長専任になりましたがその理由は？

日本病院会熊本県支部の仕事など、対外的な仕事が増え始めた２０１３年頃から、「この両方の仕事、ずっとやっていけるかな？」と思うようになりました。診療も経営もやって、対外的な仕事もしてと、当時はまだ若かったので、なんとかこなしていましたが、実際問題として、診療中に看護部長や事務長から「この急ぎの案件どうしましょうか。ご判断を」と言われても、ちゃんと正しい判断や決定ができていたのか自信はありません。

それで10年くらい前から、「院長を任せることができる人間はいないか」と考え始めました。ただ、実際にはすぐに院長を任せられる人間なんていませんでした。ですから、がんが見つかるまでは兼任を続けてきました。

それががんの手術後、余命もわからないし、もう手術前と同じようには働けないと考え、２０２０年４月、副院長だった眞方紳一郎先生に院長職を任せ、理事長専任になることにしました。

――眞方先生に決めた理由は？

眞方先生は当院に来て10年、副院長として病院経営を支えてもらいました。当院の診療方針や体制を最も理解されている人物なので、お願いして院長になってもらいました。やはり、当院で10年勤めていただいた医師だという点が大きいです。

――眞方先生にはいつ「院長就任」を言われましたか。

がんの手術から帰ってきてすぐです。いきなり「代わってくれ」とお願いしましたが、最初は

「院長になるとは全く考えていなかった」と固辞されました。そこで、「私もどれくらい生きるかわからないけれども、死んだとき、『東病院院長、死去』と新聞に載るのは嫌です。病院はちゃんと続いていくというのを、内外に知ってもらうためにも引き受けてほしい」とお願いし、代わってもらった次第です。

——理事長と院長の仕事の線引きはどのように？

診療や医療体制に関することは院長に任せ、経営面だけを見るようにしています。院長が決断したことには、よほどのことがない限り口は挟みません。経営と医療の両方に関係する案件は、2人で相談して決めています。病院の色々な部署の会議にも一切出ていません。がんになってから、新型コロナウイルス感染症（COVID−19）の感染拡大が始まりましたが、病院のCOVID−19対応は全て院長に任せました。

〝コバンザメ経営〟はもはや死語

——最後に、東病院と言えば、熊本大学病院や済生会熊本病院、熊本中央病院など数多くの基幹病院に囲まれ、それらの後方病院としての役割やサブアキュート機能を柱とした経営、通称〝コバンザメ医療経営〟で有名です。日経ヘルスケアでも２０１７年11月号の「救急と連携で生き残りかける熊本・東病院」でその経営手法を紹介しました。この〝コバンザメ経営〟の方向性は変わりませんか。

やり方、方向性は変わりません。ＣＯＶＩＤ-19の流行時もそうですが、〝川下〟の後方病院というのは結局コバンザメなんです。「昔は基幹病院の退院患者ばかり受け入れてプライドはないのか」と言われたりもしましたが、もはや、どんな規模の病院も連携なしにはやっていけません。われわれのような中小の民間病院は基幹病院からの患者の受け入れなしには経営できないし、基幹病院も患者を早く退院させ、中小病院に受け入れてもらわないと成り立ちません。

これからは「後方」に加え、「前方」にも力を入れていこうと考えています。外来などで手術が必要になった患者の病状や住所、治療ニーズを勘案し、最もふさわしい基幹病院に患者を紹介する役割です。そうなると、もうコバンザメではありません。その意味で〝コバンザメ経営〟という言葉はもはや死語ではないでしょうか。

（２０２２年11月１日収録）

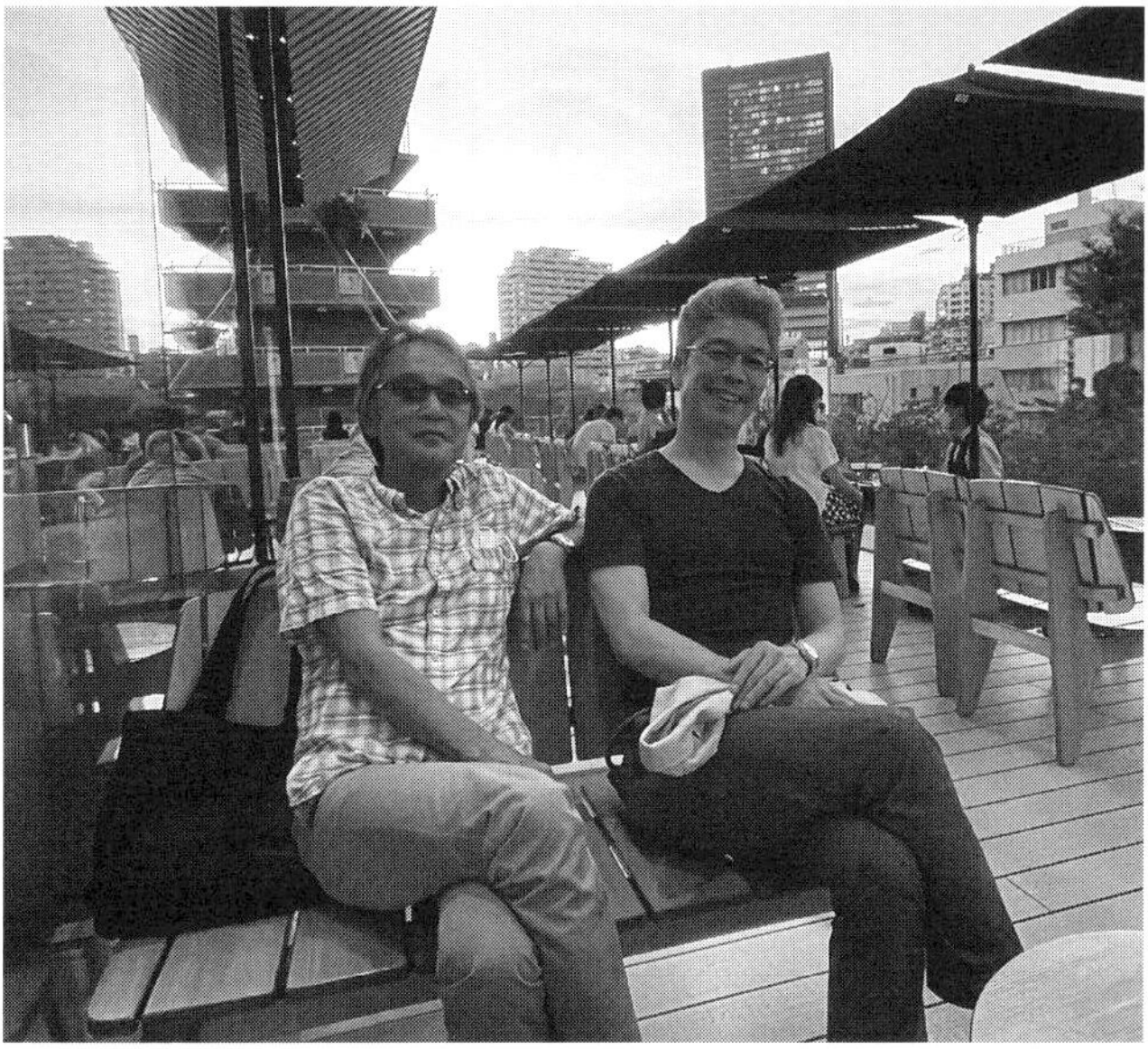

2022年夏、米国カルフォルニアにて医療ジャーナリストの千田敏之氏と本書の打ち合わせを行ったときの写真……、と言いたいところだが、本当は猛暑日のクソ熱い中、東京・中目黒のスターバックス リザーブ ロースタリー 東京にて無理やり笑顔を作っている写真。

続 “虎”の病院経営日記
コバンザメ医療経営を超えて

023年 3 月13日　第1版第1刷発行

著　者　　東　謙二
発行者　　高尾　肇
発　行　　株式会社日経メディカル開発
発　売　　株式会社日経 BP マーケティング
　　　　　〒105-8308　東京都港区虎ノ門4-3-12
表紙イラスト　　東　優子
制作・装丁　　LaNTA
印刷・製本　　美研プリンティング株式会社

SBN　978-4-910992-01-3